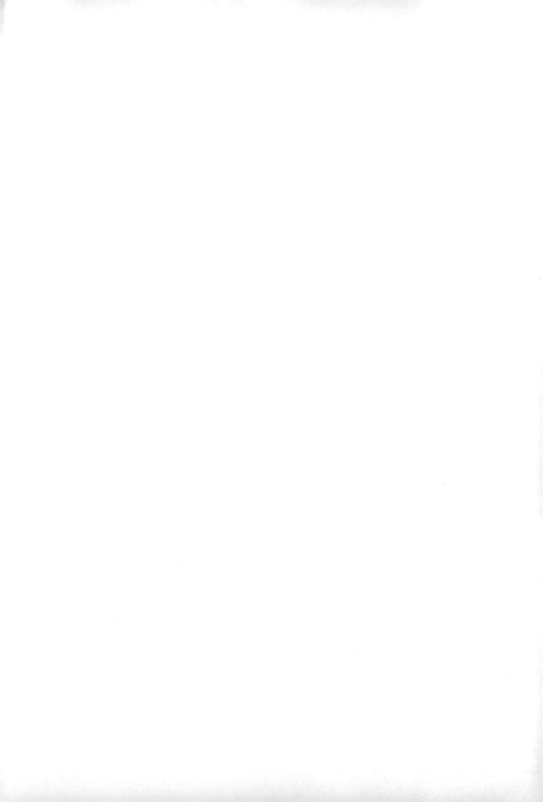

提燈天使

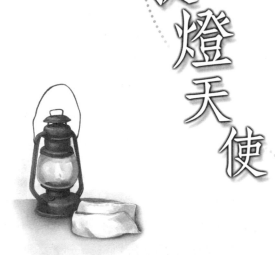

南丁格爾

廖秀菫　著

三民書局

獻給孩子們的禮物

主編的話

　　世界上最幸福的孩子，是他們一出生就有機會接近故事書，想想看，那些書中的人物，不論古今中外都來到了眼前，與他們相識，不僅分享了各個人物生活中的點滴，孩子們的想像力也隨著書中的故事情節飛翔。

　　不論世界如何演變，科技如何發達，孩子一世幸福的起源，仍然來自於父母的影響，如果每一個孩子都能從小在父母親的懷抱中，傾聽故事，共享閱讀之樂，長大後養成了閱讀習慣，這將是一生中享用不盡的財富。

　　三民書局的劉振強董事長，想必也是一位深信讀書是人生最大財富的人，在讀書人口往下滑落的多元化時代，他仍然堅信讀書的重要，近年來，更不計成本，連續出版了特別為孩子們策劃的兒童文學叢書，從「文學家」、「藝術家」、「音樂家」、「影響世界的人」系列到「童話小天地」、「第一次」系列，至今已出版了近百本，這僅是由筆者主編出版的部分叢書而已，若包括其他兒童詩集及套書，三民書局已出版不下千百種的兒童讀物。

　　劉董事長也時常感念著，在他困苦貧窮的青少年時期，是書使他堅強向上，在社會普遍困苦，而生活簡陋的年代，也是書成了他最好的良伴，他希望在他的有生之年，分享這份資產，讓下一代可以充分使用，讓親子共讀的親情，源遠流長。

　　「世紀人物100」系列早就在他的關切中構思著，希望能出版

孩子們喜歡而且一生難忘的好書。近年來筆者放下一切寫作，接下這份主編重任，並結合海內外有心兒童文學的作者共同為下一代效力，正是感動於劉董事長致力文化大業的真誠之心，更欣喜許多志同道合的朋友，能與我一起為孩子們寫書。

「世紀人物100」系列規劃出版一百位人物故事，中外各占五十人，包括了在歷史上有關文學、藝術、人文、政治與科學等各行各業有貢獻的人物故事，邀請國內外兒童文學領域專業的學者、作家同心協力編寫，費時多年，分梯次出版。在越來越多元化的世界中，每個人都有各自的才華與潛力，每個朝代也都有其可歌可泣的故事，但是在故事背後所具有的一個共同點，就是每個傳主在困苦中不屈不撓，令人難忘的經歷，這些經歷經由各作者用心博覽有關資料，再三推敲求證，再以文學之筆，寫出了有趣而感人的故事。

西諺有云：「世界因有各式各樣不同的人群，才更加多采多姿。」這套書就是以「人」的故事為主旨，不刻意美化傳主，以每一位傳主的生活經歷為主軸，深入描寫他們成長的環境、家庭教育與童年生活，深入探索是什麼因素造成了他們與眾不同？是什麼力量驅動了他們鍥而不捨的毅力？以日常生活中的小故事，來描繪出這些人物，為什麼能使夢想成真。為了引起小讀者的興趣，特別著重在各傳主的童年生活描述，希望能引起共鳴。尤其在閱讀這些作品時，能於心領神會中得到靈感。

和一般從外文翻譯出來的偉人傳記所不同的是，此套書的特色是，由熟悉兒童文學又關心教育的作者用心收集資料，用有趣的故

事，融入知識，並以文學之筆，深入淺出寫出適合小朋友與大朋友閱讀的人物傳記。在探討每位人物的內在心理因素之餘，也希望讀者從閱讀中，能激勵出個人內在的潛力和夢想。我相信每個孩子在年少時都會發呆做夢，在他們發呆和做夢的同時，書是他們最私密的好友，在閱讀中，沒有批判和譏諷，卻可隨書中的主人翁，海闊天空一起遨遊，或狂想或計畫，而成為心靈知交，不僅留下年少時，從閱讀中得到的神交良伴（一個回憶），如果能兩代共讀，讀後一起討論，綿綿相傳，留下共同回憶，何嘗不是一幅幸福的親子圖？

2006 年，我們升格成為祖字輩，有一位朋友提了滿滿兩袋的童書相送，一袋給新科父母，一袋給我們。老友是美國國家科學院院士，曾擔任過全美閱讀評估諮議委員，也是一位慈愛的好爺爺，深信閱讀對人生的重要。他很感性的說：「不要以為娃娃聽不懂故事，我的孫兒們一出生就聽我們唸故事書，長大後不僅愛讀書而且想像力豐富，尤其是文字表達能力特別強。」我完全同意，並欣然接受那兩袋最珍貴的禮物。

因為我們同樣都是愛讀書、也深得讀書之樂的人。

謹以此套「世紀人物 100」叢書送給所有愛讀書的孩子和家庭，以及我們的孫兒──石開文，他們都是世界上最幸福的孩子，因為從小有書為伴，與愛同行。

作者
的話

　　當初，決定加入「世紀人物 100」的寫作行列時，第一優先選擇，即是撰寫「白衣天使」南丁格爾的傳記，因為南丁格爾手提著油燈，在嚴寒深夜，巡視病房的形象，在我童年初受啟蒙的腦海中，早已留下深刻的印象，至今仍無法磨滅⋯⋯。

　　等開始收集、研讀資料後，對這位女中豪傑的認識，由模糊籠統的印象，慢慢衍變成具體深切的瞭解，對她畢生無私的奉獻精神，更是由衷的敬佩。

　　佛羅倫斯・南丁格爾出身於英國富裕的上流社會，備受父母、親友疼愛。生性善良的她，從小就顯現出悲天憫人的胸懷。

　　1837 年春天，十七歲的南丁格爾曾在日記裡寫著：「上帝徵召我為祂服務⋯⋯」並且因自己所過的奢華生活感到極度不安，立意要為人類做些有意義的事情。二十四歲時，她向家人表明想當護士的意願，引起軒然大波，因為在當時，除非貧苦人家，年輕女子極少出外工作，而「護士」更是連低下階層都不願從事的行業。

　　但是，南丁格爾毫不屈服。為了當護士，她大量搜集醫學上的資料，而且前往德國學習看護工作。1853 年，她獲任

醫院的監督職位，正式展開護士生涯。後來，克里米亞戰爭爆發，她終於領悟到──上帝給她的使命就是去前線照顧傷兵，於是不顧一切擔負起這項艱鉅的任務，率領了三十八位護士，渡過海峽，抵達前線的野戰醫院。

在前線服務的兩年中，她衣不解帶、夜以繼日的看護千萬傷兵，溫暖了他們孤寂的心，也為她贏得了「提燈天使」及「克里米亞天使」的美譽。她並以堅強的毅力，克服重重困難，將惡臭髒亂、蟲鼠橫行的醫院，變得乾淨、舒適、溫馨，並因此聞名於世，受到全英國、甚至全世界人民的景仰。

戰爭結束後，由於長期勞累，她變得非常虛弱，但仍然無怨無悔的決定，終身投入醫院以及醫療設備的改善工作。不久，她用英國人民為感謝她而募捐的「南丁格爾基金」，成立了英國第一所護士學校，培養年輕而傑出的護士，完成她多年來的心願。

南丁格爾把一生都奉獻給護理工作，而且出版過許多護理方面的鉅著，為後世的護理知識奠定了良好的基礎，令英國的醫療環境全盤改善，也影響到加拿大和印度的醫療工作。

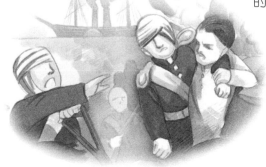

1910 年，南丁格爾靜靜的離開人世，享年九十歲，留給世人無限的哀思。

在南丁格爾出生的年

代，英國還是一個落後的農業社會，醫院設備非常簡陋，也沒有所謂的抗生素，以致於各類傳染病盛行。當時，護士的工作猶如女僕一般。南丁格爾處在那樣閉塞的環境下，能夠突破傳統，拋棄榮華富貴，毅然投身護士的工作，以解除病人的痛苦為天職，是需要很大勇氣的。她還堅決主張，護士應該接受醫學方面的專業訓練，更應著重高尚品格的培養，終於讓「護士」變成受人敬重的職業，徹底扭轉了人們對護士工作的錯誤觀念。她也知道，只有清潔的環境，才能抑止細菌的成長，因此特別強調環境清潔、空氣流通的重要性，奠定了現代化醫院的雛型。

南丁格爾對生命的尊重也在克里米亞戰場上顯露無遺。她認為，傷兵沒有可醫治與不可醫治的區分，只要有一線希望，就不應該放棄救治的嘗試。

對一位 19 世紀的女性而言，想要推動改革，自然會遭遇到許多挫折與失望。但是，南丁格爾並沒有因此而退縮，反而化憤恨為力量，以鋼鐵般的意志，抗拒強權，維護傷兵利益，並於戰後協助完成多項軍中醫院的改革方案。

她可以說是護士的鼻祖，現代化醫院的創始人，也是國

際紅十字會組織的催生者。為了紀念她奉獻的博愛精神，紅十字會還創設了「南丁格爾獎章」，頒發給對看護工作有特殊功勞的人，而獎章的正面即是南丁格爾手提油燈的美麗畫像呢！

　　南丁格爾曾說：「熱愛自己工作的人，才是最幸福的。」她自己一輩子都致力於從小就嚮往的醫護工作，應該就是最好的實例吧！每年在她的誕辰紀念日，也就是護士節──5月12日，當我們緬懷這位「白衣天使」的偉大事蹟時，盼亦能獲得無限啟示，從而盡心盡力對社會、國家做出貢獻！

寫書的人

廖秀蕫

　　臺灣省雲林縣人。臺灣大學心理系畢業，美國德州休士頓大學電腦碩士。出國前，擔任電臺播音員及廣告公司文案企劃，現為美國太空總署詹森太空中心資深軟體工程師。

　　平日酷愛閱讀、寫作，曾任北美華文作家協會美南分會第六任會長，並獲「一九九九年芝加哥海華文藝季極短篇徵文」比賽首獎。閒暇時勤學日語、俄語，多年不輟，樂在其中。

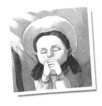

提燈天使

南丁格爾

目次

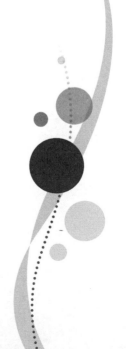

世紀人物
100

南丁格爾

1820～1910

1

幼年時期

小天使

秋日蔚藍的晴空，掛著幾朵軟綿綿的白雲，大地透出午後特有的慵懶。

突然，遠處傳來清脆的馬蹄聲，在牆邊打盹兒的小狗「洛洛」，立刻機警的衝出去，在馬廄裡忙碌的老農也好奇的跑出來，看到一匹白馬正停在籬笆內喘著大氣呢！而洛洛忽前忽後的圍繞著牠跳躍，邊興奮的狂吠著。

「二小姐！」老農意外的招呼說：「妳怎麼一個人來了？夫人呢？」

馬背上的妙齡少女，拉住韁繩，開心的回應：「雷恩爺爺，日安！」說著，輕巧的翻身躍下。

洛洛忙不迭的衝上去，少女蹲下身子抱住牠，牠立即親熱的東舔西舔，惹得少女咯咯直笑。

老農大聲的喝止牠：「洛洛，過來！」

少女這才站起身來，從馬鞍的掛袋裡取出兩個紙包遞給老農。

「媽媽到舅舅家去了，她要我送東西過來。喏！這是火腿，還有剛烤好的麵包，還是熱的呢！您看！」

「唉呀！二小姐，這怎麼敢當呢？」

這時候，屋裡傳來劇烈的咳嗽聲，接著有微弱的聲音問道：「雷恩……是什麼人呢？」

老農還來不及回答，少女已連忙奔進屋裡去了，邊嬌聲喊著：「南茜婆婆，是我來看您了！」

床上的老婦人掙扎的想坐起來，終於還是虛弱的躺回床上：

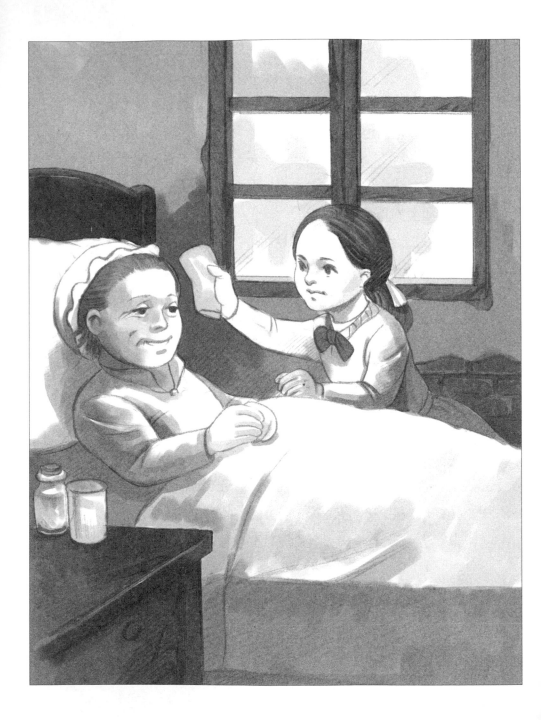

「啊……原來是二小姐，快……請……請坐啊！」

少女趨身過去，握住老婦人的手，像哄小孩兒似的說：「婆婆，您別動嘛！今天有沒有好一點呢？」

老婦人綻出輕微的笑容，點點頭說：「這幾天……吃了夫人送來的藥，是……是好些了！」

「是嗎？那太好了。來，我幫您擦擦臉吧！」

老婦人急了：「不！不！……二小姐是金枝玉葉，這……這怎麼行呢？」

「沒關係的，婆婆。」

少女把毛巾沾溼了，在老婦人臉上輕輕的擦拭著。擦完了，體貼的幫老婦人把被子拉好。

「對了，我講故事給您聽，好嗎？我還會按摩哦！」

原本死氣沉沉的小屋，這時充滿了少女音樂般溫柔的語音，

金黃的陽光從窗櫺透進來，輕撫著老婦人安詳滿足的笑臉，也罩著老少二人的身影，織成一幅溫馨甜美的畫面。

站在門邊的老農，這時帶著洛洛悄悄的退了出來，邊走邊喃喃自語的說：「二小姐真是一位慈悲的小天使啊！」

這位慈悲的小天使，就是日後被世人尊稱為「白衣天使」的佛羅倫斯‧南丁格爾。她從小就有一顆善良的心，好像天生就能感應到別人的痛苦和需要，總是自動的去幫助那些不幸的人們。

在21世紀的今天，因為醫藥進步，我們已經習慣，如有疾病就到醫院或診所求醫，那兒有各種現代化的設備，還能獲得醫生、護士耐心的診治和照顧。

我們是多麼的幸運啊！

但是，在古時候，任何疾病都可能會輕易的奪取人們的性

命。許多婦人因為在生產時，沒有獲得良好的照顧而不幸喪生；更有許多孩童逃不過夭折的命運。那時還沒有預防疫苗，所以各種流行病，如傷寒*、天花*、小兒麻痺*……等等，不知摧毀了多少幸福的家庭。

在近兩、三百年中，由於許多偉人超然的眼光和貢獻，令整個醫學界經歷了全面性的改革，拯救無數人的生命，帶給全人類永恆的福祉。

南丁格爾就是這許多偉人中的一位。

放大鏡

*傷寒　是由傷寒桿菌引起的急性腸道傳染病，病源隨糞便、尿液或嘔吐物等排出體外，直接或間接污染水或食物，引起疾病傳播。

*天花　是由天花病毒所引起的烈性傳染病，死亡率很高。病人就算能夠幸運痊癒，絕大部分會在皮膚上留下永久的疤痕。

*小兒麻痺　是由一種病菌引起的嚴重疾病，病菌透過口腔進入身體，能導致麻痺及死亡，曾造成許多兒童癱瘓。

誕　生

　　1820 年 5 月 12 日，有一個女嬰降生在義大利名城「佛羅倫斯」。這是個古老的藝術都市，靠近海邊，風景美麗，有許多著名的建築、雕刻和繪畫，它的原意是「花之都城」。

　　這位女嬰的雙親是一對年輕的英國夫婦。父親威廉‧愛德華‧南丁格爾畢業於英國著名的劍橋大學，是位銀行家的兒子，還繼承了伯父的大筆遺產。母親法妮則是英國國會議員威廉‧史密斯的女兒，自小活潑外向，又時髦美麗，像朵嬌艷的花朵，是受人注目的社交名媛。法妮大威廉六歲，但兩人從小就認識，早有青梅竹馬般的情誼，所以長大後就很自然的結了婚。

　　他們結婚時，正值拿破崙戰敗，整個歐洲經過了二十年的

8

戰亂，好不容易又恢復太平盛世的繁榮景象，人民都迫不及待的前往名勝古蹟觀光，到處蕩漾著歡樂的氣息。威廉和法妮均酷愛旅行，所以結婚後也不例外的相攜出國，足跡遍及歐洲各地，也結交了許多不同國家的上流社會人士。

「喔，威廉，你看她，多麼漂亮啊！」法妮摟著剛出生的嬰兒，心裡有說不出的歡喜。

她身旁的小女孩踮起腳尖，急急的喊：「妹妹，我要看妹妹！」

放大鏡

＊**義大利** 國名，位於南歐，是個突出於地中海的狹長半島，首都為羅馬。義大利曾是古羅馬帝國的所在地，文藝復興在此萌芽，現為歐洲經濟共同體的成員國，工業發達。

＊**英國** 國名，全名「大不列顛及北愛爾蘭聯合王國」，位於歐洲，為大不列顛島和愛爾蘭島東北部及附近許多島嶼組成的島國，分為英格蘭、威爾斯、蘇格蘭和北愛爾蘭等四個行政區。

＊**拿破崙** 1769～1821 年，是卓越的軍事家，也是野心勃勃的政治家，於 1804 年締造了法蘭西帝國。1815 年，法軍在滑鐵盧戰役中全軍覆沒，拿破崙被放逐到大西洋中的一個小島，並於 1821 年在島上病逝。

　　威廉笑著把嬰兒接過來，將她嬌嫩的臉頰湊到小姐姐面前。

　　「妳看，妹妹跟妳一樣漂亮呢！」

　　然後，他若有所思的轉身對太太說：「她也需要一個美麗的名字。嗯，我們何不以這個令人難忘的城市為她命名呢？就叫她……佛羅倫斯‧南丁格爾吧！」

　　原來，南丁格爾和她的姐姐都是在父母旅行義大利期間出生的。姐姐出生在拿坡里，也以城市的古名「芭塞諾比」來命名，暱稱為芭希。而他們的姓氏南丁格爾，英文的原義為「夜鶯」，則是一種會唱歌的鳥兒。

　　南丁格爾週歲的時候，法妮強烈的思念起家鄉，於是一家人結束了長期的外國旅行，回到英國來定居。

　　威廉在離家鄉不遠的李‧赫斯特，蓋了一棟有十五個房間的

新房子。這棟新房子坐落在寬廣的草原上，四周有色彩繽紛的花園，附近還有蒼翠的森林和綿延的丘陵，景色非常美麗。

南丁格爾很喜歡住在這兒。燦爛明媚的陽光下，經常可以看到她在草原上和森林裡奔跑的身影。她最喜歡動物，麻雀、小松鼠、馬、羊、狗、貓……等等，全都是她的好朋友。這些動物們也似乎特別喜歡她，總是圍在她身邊飛翔、跳躍著。

可是，這個屋子太靠北方，冬天時節，就變得好冷。

有一天，法妮很苦惱的對威廉說:「李·赫斯特的冬天實在是太冷了，地方又偏僻。更何況，這屋子的空間也太小了，我想我們得搬家了。」

原來，這房子雖有十五間臥室，但是威廉和法妮都有許多親朋好友，經常來拜訪。而且，當

時英國上流社會人士的交往，除攜帶家眷以外，還會有佣人以及貓狗等寵物陪同，如此一來這屋子就顯得太狹窄了。

因此，過年後，威廉在英格蘭的南部買了「恩布麗莊園」。恩布麗莊園占地遼闊，宏偉的房子前面有圓形的車道，迎送客人的馬車可以輕鬆的進出。

這兒離法妮兩位姐姐的居處較近，三家人可以經常聚在一起，小表兄妹們特別開心；尤其，恩布麗莊園離倫敦＊不遠，隨時都可以參加大型的社交活動，享受大都市的繁華與熱鬧。

從此，一家人夏天在北方的李・赫斯特避暑，冬天搬回溫暖

放大鏡

＊倫敦 城市名，為英國首都，位於英格蘭東南部的平原上，是英國王室、政府、議會以及各政黨總部的所在地，也是英國最大的港口。市內有白金漢宮、西敏寺、大英博物館等著名建築物。

的恩布麗莊園，春秋兩季還可以到倫敦去小住，過著很愜意的生活。

愛 心

「你看，好可愛喔！」

「哈！哈！哈！」

晴朗的夏天，李‧赫斯特的南丁格爾府邸有一群賓客站在窗邊，一邊看著後院，一邊發出爽朗愉悅的笑聲。順著他們的目光，才發現綁著馬尾的小南丁格爾蹲在草坪上，正聚精會神的餵著小松鼠呢！

威廉不但富有，而且交遊廣闊；法妮也是從小就在社交圈裡長大，特別喜歡熱鬧。所以，南丁格爾家的客廳裡，每天總是高朋滿座。

芭希和南丁格爾都出落得非常美麗，是一對耀眼的姐妹花。她們都有一頭紅褐色的秀髮，散

發出柔和的光澤；灰藍色的眼珠，閃爍著慧黠的亮光；橢圓的面龐上，襯著玫瑰般的兩頰。芭希遺傳了母親的個性，喜歡穿著漂亮的衣裙，在客人之間蹦蹦跳跳的撒嬌。南丁格爾卻偏愛樸素的衣服，喜歡安靜，常常獨自躲在閣樓上，自言自語的編造故事，充滿了想像力。她最討厭陌生人，從來不知如何向他們寒暄打招呼，而且恨不得趕快逃得遠遠的。

但是，南丁格爾自小就有一副仁慈的心腸。每次她看到姐姐把洋娃娃的手臂折斷，然後隨地一丟，總是覺得十分心疼，便會立刻把它們縫合好，放到自己床上，讓它們躺在那兒「養病」。每天她都為它們講故事、唱歌，還把它們摟在懷裡，輕聲安慰，並祈禱它們早日康復起來。

南丁格爾就在這樣優渥的環

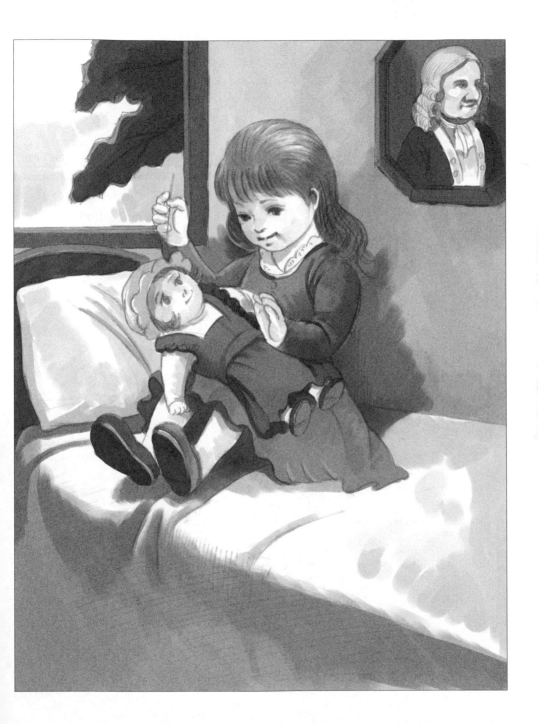

境裡，出落得亭亭玉立了，而絲毫未變的是她的仁慈與愛心。

有一天，她在園裡採花，剛好聽到園丁對略通醫術的管家說：「傑夫，你知不知道，湯姆的小馬受了重傷呢！」

她嚇了一跳，趕緊跑過去問個究竟。

原來，老牧人湯姆有一匹小馬，在草原奔馳時被柵欄傷到，已經兩天不能走路了。南丁格爾聽了好難過，就央求傑夫陪她去找老牧人。

當他們趕到農舍去時，果然看到小馬正躺在屋邊呻吟。南丁格爾連忙奔過去，跪下來輕輕的拍著小馬的脖頸。

「喔！可憐的小東西。」

「是啊！看牠痛苦的樣子，我真不忍心呢！也許，我應該用槍把牠打死，免得牠如此受折磨。」老牧人來回踱著，很懊惱的

說。

「不！湯姆伯伯，你不能打死牠！不能！」

南丁格爾抬頭望著老牧人，急得哭了起來。

她又把臉轉向管家，說：「傑夫叔叔，請教教我，我該怎麼救牠呢？」

管家先用手在小馬的傷腿上輕輕壓了幾下，鎮定的說：「還好，只是有點兒脫臼，應該沒有大礙的。」

於是，他就教南丁格爾，先用浸過熱水的布替小馬把傷口洗乾淨，包紮好，再以板子夾起來。

之後兩個禮拜，南丁格爾每天都來到農舍，親自為小馬洗滌傷口，細心的照顧，有時還帶著蘋果來餵牠呢！小馬的腿傷終於漸漸好轉，又可以在草原上慢慢行走了。小馬似乎也知道南丁格

爾是牠的救命恩人，常用臉頰依偎著她，讓她心裡有說不出的滿足感。

南丁格爾的仁慈與愛心，也體現在她如何細心的照料莊園附近那些貧苦的人家。

原來，19 世紀的英國，擁有廣大領地的地主夫人，總覺得自己有義務去幫助窮苦的鄰居，讓他們能過著衣食無缺的日子，法妮就常常帶著這樣的心情去拜訪貧病的鄉民。南丁格爾每次都跟隨母親前往，幫著分發奶油和火腿，滿懷同情的祝禱，希望他們能早日康復。

南丁格爾也常常邀請這些鄰居的小孩子們來家裡玩耍。她常在事前準備好果汁和蛋糕招待他們，並且帶著他們唱歌、跳舞、玩各種遊戲，例如捉迷藏、大風吹、丟手帕、競走等。臨走時，還會送他們布娃娃或玩具等形形

色色的禮物，以做紀念。

　　有一次，南丁格爾正在分發糖果，注意到有位半邊臉都被紫紅色胎記蓋住的小男孩尼克，獨自坐在角落，很孤單無助的樣子。

　　南丁格爾心裡想:「尼克一定是被小朋友們排擠了。」

　　於是，她特地挨著尼克坐下來，開始教他摺紙飛機。等到尼克成功的摺了兩架後，南丁格爾就故意大聲的驚呼:「哇！好漂亮的小飛機哦！」

　　小朋友們聽了，都好奇的圍過來，而且爭著向尼克討教。

　　那天傍晚，南丁格爾像以往一樣，站在門口和小朋友們道別，贈送每人漂亮的禮物。輪到尼克時，他緊緊的抱住這位大姐姐，像在訴說無言的謝意，眼睛裡更閃耀著從來沒有過的自信神采。

啟　蒙

南丁格爾的父親威廉是個博學的人，思想也很開明，他主張讓兩個女兒接受良好的教育。

芭希和南丁格爾還很小的時候，他就僱了一位女家庭教師，帶著她們讀書、識字，並負責教導她們音樂與繪畫。那時候的有錢人以及上流社會人士，都是用這種方法來教育子女的。

當南丁格爾十二歲的時候，威廉決定親自教授她們文法、數學、歷史和各國語言，如希臘語、拉丁語、德語、法語、義大利語等。至於縫紉、刺繡方面，則由母親法妮來指導。

威廉對女兒的期望很高，所以上課時極為嚴格。

芭希最怕上課，常常對母親抱怨說：「為什麼我和佛羅需要讀書呢？」

　　她喜歡做家事，寧可幫忙母親插花或接待客人，卻不喜歡靜下心來唸書，所以總是藉故逃學。

　　南丁格爾則剛好相反，她讀書很認真，喜歡在書上做注解，而且對讀書非常有興趣，經常一大早就起來研讀功課，數學更是她最擅長的科目。威廉見她如此勤奮，高興之餘，就更加盡心的教導她，於是她很快就讀完英國、羅馬、德國、義大利、土耳其的歷史。她語文能力也很強，不久就養成用法文寫日記的習慣，還稱自己的日記是「夜鶯的傳記」呢！

　　她喜歡陪父親散步，更喜歡老氣橫秋的與父親談論國家大事。這天傍晚，他們兩人又在花叢間行走，蝴蝶和蜜蜂在夕陽下忙碌的飛舞著。

　　她突然很嚴肅的開始發表議

論：「當今的內務大臣，實在太不像話了！」

威廉覺得很有趣，就問她：「咦，為什麼呢？」

她皺著眉頭回答：「因為，他對孤苦的老人根本不關心，對窮苦的小孩也不照顧，我不喜歡他！」

威廉開懷的笑起來，摟摟她的肩膀說：「難得妳有這樣的想法。的確，一個國家的官員是應該為人民服務的。看來，內務大臣應該請妳去當顧問哦！」

當南丁格爾夜以繼日的鑽研功課時，法妮卻變得憂心忡忡。她自己從小在優渥的環境長大，特別喜歡應酬，只希望兩個女兒打扮得漂漂亮亮的，熟習社交禮儀，能夠認識一些富貴人家的青年，將來可以嫁個好丈夫。

如今，她看到南丁格爾把心神全都拿來用功讀書，還常常挑

燈夜戰，忍不住覺得擔心。

　　她想:「要是佛羅倫斯能像芭希那樣，該多好啊!」

　　她也不止一次對丈夫嘮叨：「威廉，我可不要佛羅倫斯變成書呆子。你灌輸她這麼多知識，又有什麼用呢？我啊!只希望她們接受基本的教育，然後找個好對象結婚，快快樂樂的生活就好啦!」

　　但是，南丁格爾一點都不嚮往這樣的生活方式。她不認為每天打扮得漂漂亮亮，然後找個有錢有勢的人結婚，是她想要的人生，她私下想:「那種枯燥乏味的生活，有什麼意義呢？那樣活著，將是多麼無聊!多麼浪費時間!」

　　每次她看到芭希和同年齡的朋友們在一起喧譁笑鬧，就感到好寂寞、好無助，因為她並不喜歡像她們那樣。可是，為了南丁

格爾家高貴的聲望，她不得不維護身為淑女的風範，裝出喜悅、快樂的樣子。

其實，她也弄不清楚自己到底是怎麼了？偶爾，芭希還會稱她為怪物呢！她也曾經為此坐立不安的想：「我是不是真的像姐姐說的，是一個古怪的人？否則，為什麼我不能跟她們一樣無憂無慮的享樂呢？」

在所有的親戚當中，只有一位梅姑媽，從來不認為這位姪女有什麼奇怪，反而覺得她是個具有豐富才華的女孩子，將來一定有不平凡的表現，因此，總是鼓勵她、稱讚她。梅姑媽是威廉的妹妹，而且嫁給了法妮的弟弟，所以對南丁格爾來說，她既是姑媽，也是舅媽。不過，梅姑媽雖然覺得與南丁格爾特別投緣，卻從未想到，自己將在姪女輝煌的人生中，扮演一個重要的角色。

2 偉大的志願

神的召喚

森林裡一片寂靜，和風輕柔柔的拂過林梢，如夢似幻。驀地，幾隻小松鼠在鋪滿了落葉的地上奔竄而過，發出窸窣的聲響。

「唉！」

這時，倚在樹幹上的南丁格爾忍不住輕輕的嘆息。想到剛剛在客廳裡，大伙兒誇張而做作的談笑，更加感到悶悶不樂。

原來，這天南丁格爾家的客廳裡，又是親朋雲集。

少女時代的南丁格爾，已有副窈窕的身材，在宴會中很受注目。但是，她和小時候一樣，每遇到熱鬧場合，總覺得不自在，只想靜靜的躲開。

她喪氣的想：「這樣千篇一律的生活，到底有什麼意思呢？我多麼想做一椿事……一椿有意義的事……！」

她越想越迷惑，也越想越難過，忍不住無力的跪下來，喃喃傾訴著：「上帝啊！我到底該怎麼做呢？請賜給我智慧和力量，引導我吧！」

她閉起眼睛，讓所有的煩惱和苦悶如洪水般的決堤而出。

「佛羅倫斯！……」

突然間，好像有人在叫她，她吃驚的站起來，四下看看，並沒有發現任何人，於是又跪下來誠心的禱告。

「佛羅倫斯！……」又是一聲呼喊，彷彿來自遙遠的天際。

她側耳傾聽，忽然恍然大悟說：「是上帝在召喚我嗎？」

那個微弱的聲音繼續說：「妳要愛世人，如同愛自己。去幫助

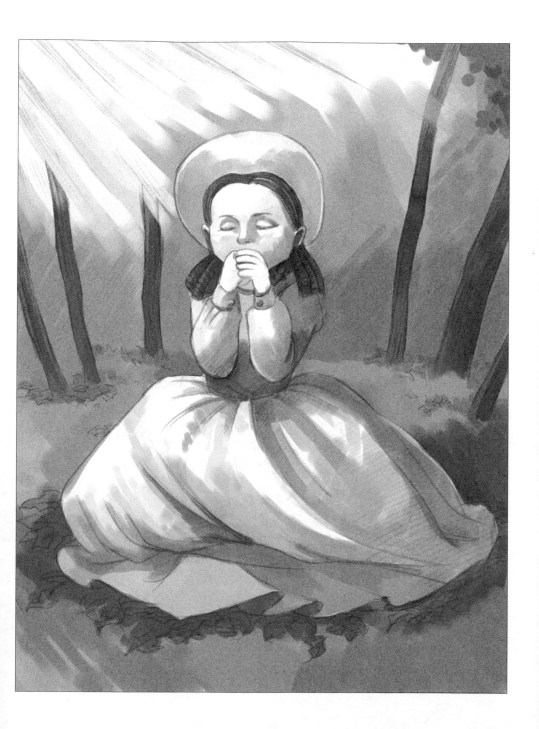

那些需要妳幫助的人們吧！」

好一會兒，聲音消逝了，南丁格爾覺得體內充滿了不可思議的力量和勇氣，忍不住高興得哭了起來。

她雙手合十，虔誠的說：「謝謝上帝，我一定會盡力去做的。」

當晚，她在日記上寫著：「今天，我聽到神的召喚，也聽到我自己內心裡的聲音。我清楚的知道，自己將為人類做些有意義的事情。」

那是 1837 年的 2 月 7 日，南丁格爾已經十七歲了。

從那一天開始，南丁格爾認真的等待機會執行神託付給她的使命。雖然她並不知道，那個使命是什麼，但她總是很有信心的對自己說：「不久的將來，上帝必定會再現身，指示我的。」

她開始更積極的寫日記，將回憶或遇到的任何事情，都寫下

來。不在家裡時，她也喜歡即興的在日曆紙或任何大張紙的後面，隨時記下任何突發的事件。期盼在詳盡的記述當中，獲得應有的啟示。

幾個月後，英國喬治三世王朝結束，年輕的維多利亞女王＊正式登基。

維多利亞女王只比南丁格爾早一年出生，而她在位的六十餘年中，亦將與南丁格爾的生命軌跡數次交會，為歷史寫下嶄新的扉頁。

旅　行

法妮看到南丁格爾總是鬱鬱寡歡，就對威廉說：「佛羅老是這個樣子，真教我擔心呢！我在

＊維多利亞女王　1819～1901年，是英國在位時間最長的君王，她自1837年登基，直到1901年去世。在位期間即為「維多利亞時代」，是英國的鼎盛時期。

想，佛羅和芭希兩人已經長大，應該讓她們正式參加社交界了。我們來為她倆開個『成年派對』吧！」

在 19 世紀的維多利亞時代，上流社會的人家會在適當時機，為情竇初開的女兒舉辦「成年派對」，正式將她介紹給社交界。從此，女兒開始接受邀約，參加各類型的晚宴和舞會，好認識有家世、又才貌雙全的白馬王子。

法妮知道，兩位女兒不僅美麗動人，又都有良好的教養，一定會受到大家的喜愛。因此，忙著為女兒添製新裝，要好好為她們打扮。

果然，芭希和南丁格爾一亮相，就豔驚全場，大受歡迎，在倫敦社交界引起轟動。尤其是南丁格爾，她身材高䠯修長，體態優美，全身散發出高貴的氣質，眉眼間更流露著自信的神采。從

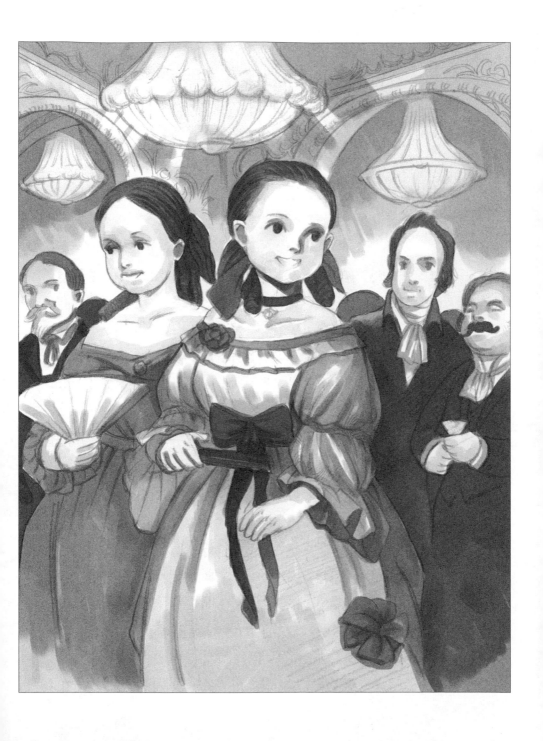

此，恩布麗莊園的賓客更是川流不息，本來寬敞的房屋，立刻又變得狹小而不夠住了。看來，恩布麗莊園必須改建，增加寢室，也要重新好好裝潢了。

「可是，如果進行整修，家裡成天有工人進進出出的，多麼煩人哪！」法妮這樣想著，突然有了靈感：「威廉，為什麼我們不利用這段期間，到外國去旅行呢？等房子裝修完了再回來，不是很好嗎？」

芭希聽到這個消息，真是高興極了，她邁著華爾滋的舞步，沿著大廳旋轉說：「哇，太棒了！佛羅，我們一到巴黎，就去買時髦漂亮的晚禮服，好嗎？」

南丁格爾的心也跳躍起來，從小她就憧憬著外面的世界，現在機會終於來了，真恨不得立刻就展翅飛去呢！

而威廉本就喜歡旅行，現在

能讓兩個女兒親眼目睹嚮往的地方，增長她們的見識，所謂「行千里路，勝讀萬卷書」，這是最好的教育啊！何況，還能拜訪許多當年旅行時結識的老朋友，自然也就欣然同意了。

於是，1837 年 9 月，南丁格爾一家人攜帶六位僕役，乘坐著由威廉親自設計的豪華馬車，從英國出發，開始了長期的歐洲旅行。

兩年的時間裡，他們一家人走遍了法國*、義大利和瑞士*。他們每到一個地方，都受到當地上流社會人士熱情的招待，邀請他們盡情享受豪華的社交生活，

放大鏡 *法國 國名，全名「法蘭西共和國」，位於歐洲西部，與德國、義大利等國接壤，西北則隔著海峽與英國相望，瀕臨北海、英吉利海峽、大西洋和地中海四大海域。首都為巴黎，葡萄酒產量居世界之冠。
*瑞士 國名，是位於歐洲中部的內陸國家，南面與義大利為鄰，西部和北部則各與法國和德國交界。首都為伯恩。

包括歡樂的舞會、刺激的狩獵、醉人的歌劇等等。

芭希和南丁格爾兩姐妹正當花樣年華，在宴會中往往吸引住所有賓客們的目光。而南丁格爾沉浸在多姿多采的生活中，幾乎沒有時間深思，原先那些強烈的心願，和在森林中聽到的神的召喚，似乎變得如此遙遠。日子裡只有美麗的晚禮服以及奢華的享受。

法妮看在眼裡，暗自慶幸著南丁格爾的改變，也頗感欣慰，覺得自己安排這次旅行的決定是正確的。

同年12月，他們到達法國著名的港口尼斯市，那裡有一個英國人聚居的地區，居民常常舉辦舞會和音樂會。南丁格爾原就深愛音樂，現在又變得熱中於跳舞，不放過任何參加舞會的邀約。

不久，他們到達南丁格爾在義大利的誕生地，那兒的歌劇※很有名，每天晚上都更換不同的戲碼。姐妹倆被劇情和排場深深感動，幾乎每場都去觀賞。南丁格爾更是對莫札特※膾炙人口的名劇「費加洛婚禮」與「魔笛」深深著迷。

1838 年秋天，南丁格爾一家人抵達瑞士的日內瓦※，特地去拜訪父親的舊友——義大利歷史學家希蒙第。

希蒙第心地善良，平日默默

放大鏡

※歌劇　一種以歌唱為主的戲劇，興起於 16 世紀的義大利。歌劇是源於音樂發展而來的表演藝術，歌手所扮演的角色，係依照各自不同的音調來分類，多由交響樂團伴奏。

※莫札特　1756～1791 年，出生於奧地利，五歲即能作曲，是舉世聞名的作曲家。他的作品甚豐，歌劇「魔笛」和「費加洛婚禮」即為大家耳熟能詳的代表作。

※日內瓦　城市名，位於瑞士的西南角，為瑞士第二大城，是許多國際組織的所在地，包括聯合國歐洲總部、世界衛生組織及國際紅十字委員會等。它被兩大山脈環繞著，即有名的阿爾卑斯山脈及侏羅山脈。

行善。那時，義大利被奧國統治，渴望自由的義大利知識分子都逃到瑞士來，為爭取自由而奮鬥著。瑞士與很多國家結鄰，從那裡可以很明顯的看出世局激烈的變化。威廉每天晚上都跟朋友們熱烈的談論世事和政治，空氣裡彌漫著沉重的氣氛。

在這裡，南丁格爾首次看到了流亡的人潮，也首次遇到為政治理念勇敢戰鬥的人們，年輕的心靈受到很大的衝擊。

後來，南丁格爾全家又到了巴黎*，有緣結識著名的克拉克一家人。

克拉克家常常在府邸舉行聚會，交往的對象全是學有專精的

放大鏡

*巴黎 城市名，地處法國北部，為法國首都。它是法國最大的工商業城市及文化、教育事業中心，也是世界上繁華的城市之一。市內的羅浮宮、凱旋門及聖母院等，都是舉世聞名的觀光景點。

知名人士，彼此高談闊論，互相切磋。女主人瑪麗是一位思想前衛的婦人，她為人精明挑剔，卻很喜歡南丁格爾家的姐妹，常主動帶著她們在巴黎社交圈走動，熱心的把她們介紹給著名的作家和藝術家們。

她常對芭希和南丁格爾說：「身為女人，千萬不能成為丈夫的附屬品，應該不斷的充實自己，才能走出家庭，為社會做一些有用的事。」

認識瑪麗，是南丁格爾一生中的轉捩點。瑪麗為南丁格爾樹立了獨立的榜樣，讓她更懂得期勉自己：「是的，我要拿出勇氣，走出自己的道路來！」

南丁格爾和瑪麗兩人也成了一輩子的好朋友。

志願當護士

1839 年春天，南丁格爾一家

人結束了歐洲的旅行，回到英國。華廈已經完工，建造得美輪美奐。

「哇！好漂亮哦！」

大家一進門，就被那華麗的格局和裝飾吸引住了。芭希一馬當先，飛快的奔向迴旋樓梯，瞬間沒了蹤影；轉眼又出現在樓梯頂端，興奮的朝下喊道：「佛羅，快來！快來看妳的房間！」

威廉和法妮看著，也不禁開心的笑起來。

從此，恩布麗莊園吸引了更多的訪客，真是車水馬龍，熱鬧非凡。

可是，當時英國國內正因各種改革，引起了大騷動。工人領袖發動無數次抗議活動，要求改善工人的工資與工作環境，並爭取有利於工人階級的立法。南丁格爾眼看著社會上發生這麼多事情，自己卻一點都幫不上忙，還

過著如此安逸糜爛的生活，因此越來越不快樂。

「要怎麼做，才能幫助這些人脫離貧窮和疾病呢？」

也就在這時，她萌生了去醫院當護士，直接為病人服務的念頭。

她環視著剛落成的豪宅，心痛的想：「我多麼希望把這幢房子改成醫院，在每個房間都排列著病床，好醫治那些貧窮的病人啊！」

後來，她終於忍不住了，偷偷對姐姐透露她內心的想法。

芭希大吃一驚，慌亂的叫起來：「妹妹！護士是下層階級的人做的，妳難道不曉得嗎？」

說著，不顧南丁格爾的阻擋，就跑去父母那兒告狀了。

法妮一聽，嚇得把手中的針線灑了滿地，結結巴巴的對南丁格爾說：「我的老天！妳在說什

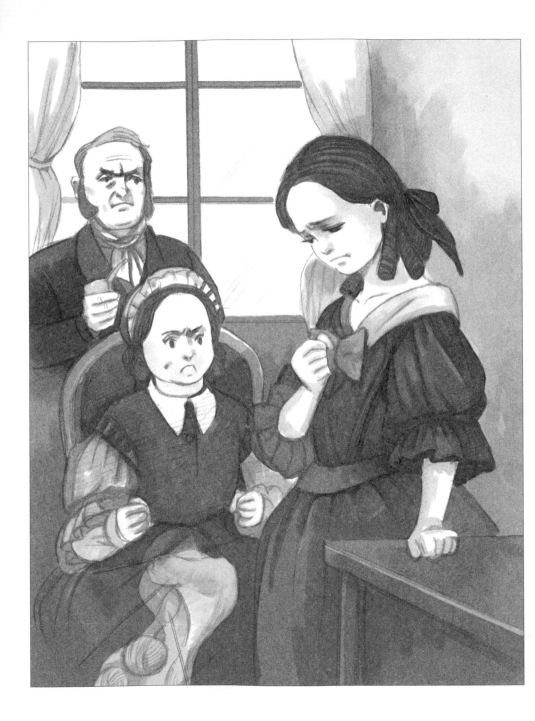

麼？妳是個名門閨秀啊！怎麼可以去伺候別人呢？何況，醫院是那麼骯髒的地方！妳簡直……簡直是瘋啦！」

威廉也驚訝的拿下煙斗，以責備的眼光看著她:「佛羅，妳有很多不同的方式可以幫助人們，怎麼會想到當護士呢？快別胡鬧啦！」

南丁格爾低頭喋聲，不敢直視盛怒的父母，心裡好難過。

經過這場家庭風波之後，南丁格爾變得很安靜，成天悶悶不樂，像隻被剪了翅膀的小鳥。

在南丁格爾成長的時代，女性如果外出工作，不管理由多麼神聖崇高，都會被人輕視。淑女、名媛更應該只管琴棋書畫，天天過著奢侈悠閒的生活，以便培養高雅的氣質。

何況，在當時所有的行業中，護士被視為最卑賤、最汙穢

的工作。因為擔任護士的，多半是年老體衰、萎靡不振的女人。她們根本不識字，而且穿著邋遢，頭髮骯髒凌亂，舉止粗魯莽撞，日常生活裡嗜酒如命，常常喝到爛醉如泥。

社會大眾很瞧不起她們，但是因為沒有其他人願意從事護士這個行業，只好忍受她們粗暴、魯莽的態度。聽說，她們有時候還會把病人推到床底下，好讓自己有地方可睡呢！

「可是，正因如此，更需要由有教養的人來擔任護士，才能改正這種錯誤的觀念呀！」南丁格爾痛心的想。

因此，在她二十一歲時，就立志要改革醫院，並把「護士」作為她一生的志向。

錯失良機

1844 年，南丁格爾家來了一

位不速之客——賀爾博士。他是美國著名的慈善家，曾經創辦盲人院和老人院。又聾又啞的海倫凱勒即曾就讀於他所創辦的哈金學院。當時他正在籌劃增設醫院，使失去視力和無依無靠的老年人，得到扶助和照料。

南丁格爾特地等到宴會結束後，找到機會單獨向他請教。

「賀爾博士，您認為女孩子能不能像教會的修女一樣，擔任護士呢？」

「目前的英國，恐怕做看護工作是會被人誤會及輕視的。」賀爾博士望著滿臉急切的南丁格爾，若有所思的說。

「難道，您也和別人一樣，覺得這是很低賤的工作嗎？」

「不，佛羅倫斯，我不這樣認為。」賀爾博士慈祥的接著說：「妳現在的心情，我很瞭解。以妳的身分來說，這是一項很大的

挑戰。但是，如果妳有偉大的志願，就應該勇敢的去做，不必太在意別人的想法。將來妳會知道，這是一件崇高的工作。孩子，勇敢些，去獻身於貧窮的人們吧！」

賀爾博士這番話，令南丁格爾激動得熱淚盈眶，也成為她一生努力的指標，她決定要更積極的為自己的工作做準備。

於是，她在心裡告訴自己：「看護病人是我應該走的路，我絕對不能退縮。唯有陪伴在病人的身旁，細心照顧他們，並減輕他們的痛苦，我才會覺得幸福和快樂。」

從那天開始，南丁格爾便常常瞞著家人，到貧民區去服務生病的人。她每次都準備了清湯、布丁等容易吞嚥的食物，想促進病人的胃口，並陪伴在病榻旁，為他們朗讀《聖經》或其他的書

本。

　　閒暇時，她還大量收集與醫學有關的資料，然後裹著毛毯，就著昏暗的燭光閱讀到深夜。

　　她也暗自下定決心，一定要慢慢的開導家人，讓他們能漸漸改變原有的想法，進而支持她的志向。

　　這時候，剛好祖母生病了，南丁格爾就請求父親讓她親自看顧。在她連著幾個月、寸步不離的照料下，祖母終於康復了，令她萌生出從未有過的滿足感。但是，在照料的過程中，也令她深深瞭解，自己連起碼的醫學常識都不懂。

　　「原來，要照料病人，光有同情心和憐憫是不夠的。」她恍然大悟：「我需要先對疾病有所瞭解，還要具備正確的方法和技術呢！而這些，都只能到醫院去學習呀！」

　　南丁格爾家有位親密的朋友班森先生，他是位德國＊貴族，也很關心如何幫助貧病人家的問題。南丁格爾二十六歲那年，他突然寄來一封信，信上說：

親愛的南丁格爾小姐：

　　在德國有一所由牧師所創辦的「開塞威特收容所」，最近設立了醫院及護士訓練所。只要是二十五歲以上的未婚女子，都可以申請參加。若有不識字的，牧師會先教她們讀書寫字，再安排她們到醫院裡見習，由醫生傳授她們擔任護士的基本訓練。

　　這個訓練所，非常嚴格，很受一般人敬重。

　　南丁格爾小姐，我知道妳一直都有興趣成為護士，是否要先來參觀一下呢？

　　　　妳的朋友　班森敬上

南丁格爾讀完，欣喜若狂，把信緊緊的壓在胸口，心想，這必定是上帝的旨意，要讓她美夢成真了！

「只是，爸媽會答應我的請求嗎？……但，這是千載難逢的機會，我絕不能錯失良機！」

於是，她鼓起勇氣，立刻去徵求父母的同意。

法妮一聽，大為震怒，用不敢置信的眼光看著她說：「原來，妳並沒有打消這個可怕的念頭。佛羅，妳怎麼這麼不聽話呢？妳……太傷我的心了！」

威廉也傷感的說：「佛羅，妳真是太令我失望了！」

「可是……爸爸，媽媽，班

＊**德國**　國名，全名「德意志聯邦共和國」，位於歐洲中部，是歐洲鄰國最多的國家。它的經濟實力居歐洲首位，是高度發達的工業國，但也有值得驕傲的文化教育，擁有無數的博物館，收藏內容十分豐富。

森先生說，這是一個很嚴謹的訓練所……」

「不行！說什麼都不行！妳別再說了，我是不會答應的。」母親不耐煩的打斷她。

南丁格爾跌坐在椅子上，一時沮喪透頂，覺得自己像是掉進了黑暗的深淵。

3

得償宿願

希德尼·赫伯

1847 年的秋天，南丁格爾因為受不了家庭的壓力，日漸消瘦憔悴，終於病倒了。

「可憐的佛羅！」芭希看著病懨懨的妹妹，知道她心中的苦悶，感到非常同情，就向父母親求情：「爸，媽，我們再帶妹妹出國去旅行好嗎？」

那時，剛巧威廉的好友布列士布里茲夫婦，要前往義大利度假，就提議帶南丁格爾一起去散心。他們沒有兒女，一直把她當成自己親生女兒般疼愛。

11 月，南丁格爾跟隨著布列士布里茲夫婦，抵達義大利的首都羅馬*。

南丁格爾徜徉在名勝古蹟

裡，暫時忘掉了煩惱。她到處參觀畫廊和教堂，尤其喜歡那舉世聞名的西斯汀教堂＊，當她看到教堂屋頂上，米開蘭基羅＊所畫的「創世紀」時，更是驚嘆不已，整個下午都流連其中。有空的時候，她就充分利用時間去訪問附近的修道院、女子學校和孤兒院。

有一天，他們正要離開旅館的時候，剛好進來一對夫婦。

「嘿，怎麼會是你們呢？」布列士布里茲夫婦一看到他們，就

放大鏡

＊羅馬　城市名，為義大利首都，是一座擁有輝煌歷史的文明古城，被喻為全球最大的「露天歷史博物館」。它處於地中海地區的中央位置，也是國際空運的中心之一。

＊西斯汀教堂　位於義大利的羅馬，是歷任教宗舉行特殊宗教儀式的場所。其內部的牆面，全都布滿繪畫作品，並以由米開蘭基羅所創作的壁畫傑作而名揚全世界：分別是天花板上的「創世紀」，以及祭臺後方牆壁上的「末日審判」。

＊米開蘭基羅　義大利文藝復興時期出色的藝術家之一，羅馬聖彼得大教堂漂亮的圓形屋頂設計，就是出自他的巧思，而梵蒂岡的西斯汀教堂裡兩幅空前偉大的畫作，更使他成為世界聞名的大畫家。

熱情的打著招呼，而且轉過身來笑著說:「佛羅，妳看多巧，這是希德尼‧赫伯爵士和他的夫人莉絲呢！我們已經有好幾年沒見面了。」

希德尼‧赫伯爵士是軍政界的名人，在國會很活躍。這次會面，對南丁格爾的生命具有重大意義，因為赫伯爵士將會在她生命中，扮演非常重要的角色。

南丁格爾和赫伯夫婦一見如故，常和他們一起參加盛會，並相約騎馬。赫伯夫婦非常富裕，而且都很熱心於慈善事業，是樂善好施的好人。他們對於醫院改革特別感到興趣，也很坦誠的提到心中的理想:「最近，我們正在創設一所收容窮人病人的療養院呢！」

南丁格爾聽了非常感動，也提及自己的抱負與心願。

「英國的醫院辦得這麼差，

癥結就是醫療的環境。我覺得，光是醫治患者的疾病是不夠的，主要還得提供乾淨的床單和營養的飲食。」

赫伯夫婦這才驚訝的發現，南丁格爾竟然具有這麼豐富的醫學知識，對她非常佩服。

1848 年夏天，南丁格爾結束旅行，回到英國。而且，經由赫伯夫婦的介紹，認識了許多志同道合的朋友。這些朋友在社會上都有顯赫的地位，而且都很關心醫院系統的改善，還奉南丁格爾為這方面的專家呢！家人萬萬沒有想到，這趟羅馬之行，反而讓南丁格爾心中原有的願望，更加熾烈的燃燒了起來。

可是，因為家人長期的不諒解，南丁格爾再次過著憂鬱的生活。

在這段時間裡，布列士布里茲夫婦和赫伯爵士常來安慰她。

「妳讀過這麼多醫學的書籍，又有這麼廣泛的衛生知識，為什麼不去倫敦走走呢？譬如，妳可以到貧民學校幫忙，或是參觀倫敦的醫院呀！」

法妮知道後，起初大加反對，但在布列士布里茲夫婦的勸解下，態度終於軟化了。

她嘆著氣說：「看來，我怎麼說，妳都聽不進去了。不如，就讓妳去一趟吧！等妳親眼看看，就會相信那的確是個很骯髒的世界。」

於是，南丁格爾來到了倫敦。她在貧民學校裡，親自照顧學生的生活起居，深深體會到貧富階級的差距太大了。

她感慨的想：「為什麼國家不制定一套制度，來幫助窮苦的人家呢？」

同時，她更迫切的希望快點參加實際訓練，才能有效的貢獻

自己的力量。

那年秋天,芭希突然生了重病,全家人決定陪她到德國去休養。他們與瑪麗‧克拉克聯繫,兩家約好在法蘭克福會面。

南丁格爾充滿了殷切的期待,她在心中偷偷盤算著:「開塞威特醫院距離法蘭克福很近,到時候,我應該可以藉機到那兒的護士訓練所走一趟。」

沒想到,出發之前,法蘭克福發生政治暴動,旅行的計畫只好取消。

南丁格爾不免意志消沉,她問自己:「難道我這輩子就進不了護士學校嗎?」

拒 婚

法妮心中最擔憂的還是女兒們的終身大事。她眼看著南丁格爾一天比一天沉默,心中很著急。

「唉！佛羅老是這樣悶悶不樂，怎麼辦呢？如果她能有個理想的歸宿，也許就不會再胡思亂想了。」

其實，南丁格爾長得高䠷嫵媚，有不少的愛慕者。

好友瑪麗安的哥哥亨利，就是其中一位。亨利單戀南丁格爾長達六年，當南丁格爾終於拒絕他的感情時，他傷透了心，變得意志消沉，簡直瀕臨崩潰的邊緣。瑪麗安對這事很不諒解，竟從此和南丁格爾絕交呢！

另外一位愛慕者是國會議員理查‧蒙克頓‧米倫斯。

米倫斯才氣橫溢，是倫敦社交界有名的貴族子弟，而且非常富有。他也很熱心公益，特別關切孩童的福利問題。

他非常喜歡南丁格爾，常常光臨恩布麗莊園。由於他們興趣相同，似乎永遠有談不完的話

題。

當他們兩人在舞池裡翩翩起舞時，總是吸引了所有賓客的目光，人們低聲讚賞著：「你看！他們多麼登對，真是郎才女貌啊！」

芭希也極力想促成這段良緣，她好幾次對妹妹說：「佛羅，妳看米倫斯的人品多好！這是很理想的歸宿啊！」

南丁格爾何嘗不知道呢？她發現自己也很喜歡米倫斯，尤其欣賞他有一顆仁慈的心。有時，她甚至夢見，自己變成了米倫斯夫人呢！

「但是，我怎麼能夠忘記上帝對我的召喚呢？我一生要走的路將是多麼艱辛！而且那是需要全心奉獻的路程，我哪有餘力來接受別人的感情呢？」

這樣想著，她的內心充滿了矛盾。

這天，南丁格爾家又舉行盛

大的舞會。米倫斯和南丁格爾跳累了，就溜出來到花園裡去散步。清麗的月光有如細密的情網，輕柔的兜在兩人身上。

米倫斯忽然轉過身來，深情的說：「佛羅倫斯，請妳接受我的求婚吧！我一定會盡全力，給妳最大的幸福。」

南丁格爾凝視著他英俊的臉龐，覺得既甜蜜又苦澀，心想：「決定的時刻終於來臨了。」

「喔！理查，我親愛的朋友！你的心意，我非常感謝。」她低下頭，仔細的思考後，才無限傷感的接著說：「我知道，以你的地位，你需要的是一位能全心服侍你的妻子。而我，我無論如何，都不能放棄貢獻人類的願望。對你，這將是多麼不公平！我怎麼能答應你呢？」

事後，當法妮發現，南丁格爾竟然拒絕米倫斯的求婚時，感

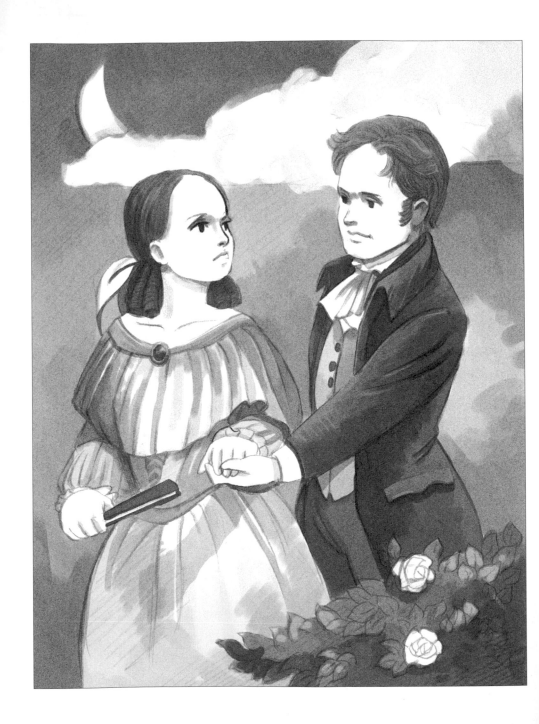

到非常的震驚。

「到哪裡再去找這麼傑出的女婿呢？」她深感可惜，忍不住痛哭失聲：「佛羅，妳怎麼這麼糊塗呢？」

威廉也是氣急敗壞，只能不斷的嘆氣。他沒想到自己多年來費心栽培的女兒，竟然會這麼不懂事，把本可屬於自己的美滿婚姻，硬生生的回絕了。

南丁格爾亦一心亂如麻，尤其看見摯愛的家人，對自己如此失望，不禁傷心的流下了眼淚。

只有米倫斯，他雖然沒有被心愛的人接納，但在往後的歲月裡，他仍是她忠誠的摯友。他一直默默的關懷著南丁格爾，隨時給予鼓勵和支持。

轉　機

經過拒婚事件，再加上父母親的不諒解，南丁格爾的情緒降

到了最低點。她雖然照常參加社交活動，但是感覺猶如行屍走肉。她經常無故頭痛，心中一片茫然，偶爾還昏厥跌倒。

她不斷的問自己：「這樣空虛的日子，有什麼意義呢？我還不如死了吧！」

還好，這時候，布列士布里茲夫婦再度邀請南丁格爾一起去埃及＊旅行。

「我們預備十月出發，在埃及過冬，然後前往希臘＊，路經德國，明年夏天再回國。」

「德國？」南丁格爾像是突然甦醒過來，她自言自語的說：「開塞威特收容所不就在那兒嗎？」

於是，1849年秋天，南丁格爾來到了埃及。

在那兒，她見識到古文明的悠久深遠，心中充滿了好奇與興奮。不過，在那兒，她也親眼看到拍賣奴隸的情形，心情變得十

分沉重。

埃及是世界上最早實行奴隸制的國家，奴隸像貨物一般被買賣，毫無自主權。他們額頭上烙有標誌，如果不服從主人的命令，立刻就有被割耳朵或喪命的危險。

1850 年春天，南丁格爾一行人到了希臘的首都雅典*，參觀當地的學校和孤兒院，又令南丁格爾感觸良深。

她在這裡度過她三十歲的生日，當晚，她在日記上寫著:「上

放大鏡

＊埃及　國名，橫跨亞、非兩洲，境內多沙漠。它是世界四大文明古國之一。埃及北臨地中海，而世界第一長河尼羅河從南到北流貫全境，其沿岸的金字塔遺跡，吸引了無數的旅遊者前來瞻仰。

＊希臘　國名，位於東南歐，即巴爾幹半島最南端，東臨愛琴海，南隔地中海與非洲大陸相望。它是西方文明的發祥地，首都為雅典。國內大部分是山地，沿海多港灣。

＊雅典　城市名，為希臘首都，三面環山，一面傍海，是希臘最大的城市，也是奧林匹克運動會的發源地。雅典是馳名世界的文化古城，自古享有「西方文明的搖籃」之美譽。

帝召喚我為貧病的人服務時，我才十七歲。如今事隔十三年了，卻仍一無所成。究竟什麼時候，我才能踏上那條路呢？難道，這已是分外的奢望？難道，上帝已經放棄了我嗎？」

布列士布里茲夫婦知道，南丁格爾此行最想去的地方就是開塞威特醫院，他們決定成全她的夢想。 1850 年夏天，他們先經由義大利的港口到達布拉格＊，然後再到柏林＊。當距離目的地越來越近時，南丁格爾也變得充滿了活力，難掩興奮的神情。

布列士布里茲夫婦故意安排兩週假期到別的城市去，好讓南丁格爾獨自一人去拜訪位於萊茵河＊畔的開塞威特。

當南丁格爾走進開塞威特醫院時，真覺得自己像是前來朝聖的基督徒。

「這可是我多年來夢寐以求的地方啊！」

醫院的創始人弗利杜納牧師是位親切的長者，他知道南丁格爾遠從英國前來，就親自帶領她參觀了醫院的每一個角落。

南丁格爾決定住在收容所裡，這樣她才有足夠的時間仔細的觀察附設的學校、醫院、幼稚園等，而且提出心中所有的疑惑。

兩星期後，她才依依不捨的告別。

放大鏡

＊**布拉格**　城市名，是東歐國家捷克的首都和最大的城市，它曾經是富豪貴族華麗建築爭奇鬥豔的場所，也是歐洲最美麗的城市。

＊**柏林**　城市名，位於德國東北部，現為德國首都。它是古老的城市，但 19 世紀初開始進行大規模擴建，讓城內古典與現代的建築藝術互相輝映。

＊**萊茵河**　歐洲河流，發源於瑞士阿爾卑斯山，流經德國、法國等，然後在荷蘭境內注入北海，是歐洲第三大河，也是歐洲最重要的內陸水道。河畔的風景極為優美，是著名的觀光景點。

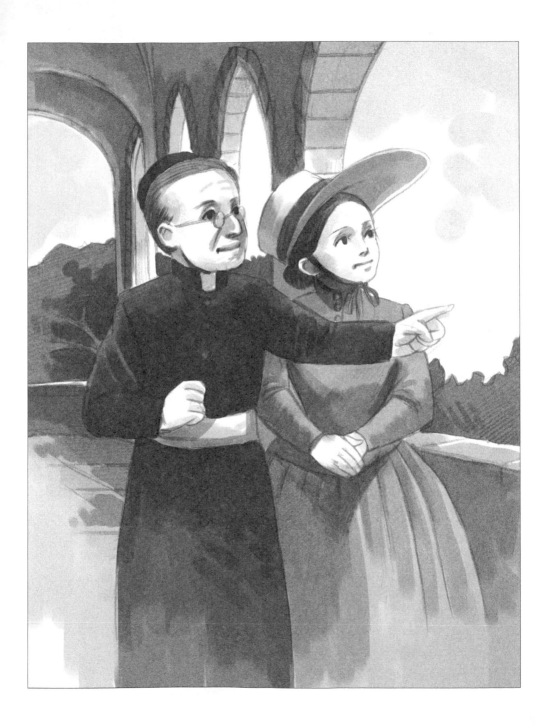

「怎麼樣？有什麼感想嗎？」布列士布里茲夫婦注意到歸來的南丁格爾，神采飛揚，和以前判若兩人，不禁慈祥的笑著問。

「我從未見過那麼清潔的醫護場所。倫敦的醫院，根本無法跟人家相比。」南丁格爾興奮無比的說：「而且，這兒的護士都受過良好的訓練，深受病人喜愛，做事也好盡職呢！」

對南丁格爾來說，這是一個珍貴的經驗，也帶給了她無窮的希望。

1850 年 8 月，南丁格爾回到了英國，這次旅遊，讓南丁格爾變得堅強，不再怯懦，她忽然覺得人生有了明確的方向。

美夢成真

當南丁格爾臨別開塞威特醫院，向弗利杜納牧師道別時，牧師曾建議她記錄下這兩個星期來

的所見所聞。於是，南丁格爾就趁著回國途中，把在醫院裡所接觸到的一切加以分析整理，寫下了三十二頁的論文。

不久，市面上出現一本題名為《萊茵河畔的開塞威特醫院》的小書，署名為「一個不知名的小婦人」，書中對英國的女性同胞們發出熱情的召喚。

這是南丁格爾最初的作品，引起廣大的回響。可是，頑固的家人還是不贊成她的志向。父母親每談及此事，仍只是相對嘆息。

這時，芭希突然心生一計，她對母親說：「哎，妹妹這麼有文學的才華，我們就勸她成為文學家吧！」

母親聽了非常高興的說：「是啊！佛羅從小就喜歡塗塗抹抹，而且非常富有想像力，相信她一定會喜歡這個行業的。」

　　於是她們兩人把南丁格爾在旅行期間所寫的短文、雜記，偷偷的整理出版。

　　當芭希將出版的書送到妹妹手中時，不免躊躇滿志的說：「妳看，這才是妳該走的路啊！」

　　南丁格爾看到自己心血的結晶能夠集結成書，確實感到驚喜。但當她瞭解母親和姐姐的意圖時，即毫不猶豫，再一次勇敢的向家人表白：「我只想成為一名護士，請成全我吧！我一定要回到開塞威特，接受實際訓練。」

　　不久，芭希又生病了，將由母親陪同到德國的加魯斯巴得去養病。南丁格爾見機不可失，再度提出前往開塞威特的請求。母親這時徹底的絕望了，她無可奈何的說：「看來，妳是不會死心的，那……就隨妳吧！但是，妳切記，我不准妳從那兒發信給任何朋友，或對任何人談及此事。

我可丟不起這個臉！」

1851 年 7 月，南丁格爾終於成為開塞威特護士訓練所的一員。當她從弗利杜納牧師手中接到編碼為一一三四號的藍布制服時，真覺得如在夢中，不禁激動得兩手顫抖。

開塞威特醫院裡人手不夠，工作非常繁重。工作人員每天早上五點鐘就必須起床，開始忙碌的一天。三頓飯極為簡單，只有麵包、青菜和湯。她還常常在半夜被喚醒，幫忙照顧病童。但是，她毫不在意，對醫院裡硬邦邦的鐵床，也甘之如飴。

「我多麼喜愛這個工作！」南丁格爾心滿意足的想。

她很詳細的記載醫院的組織和流程，而且特別留意護士長如何管理成員。她對交給她的任務，不管如何低下，從不推辭。

醫院裡的人員起初對她嬌貴

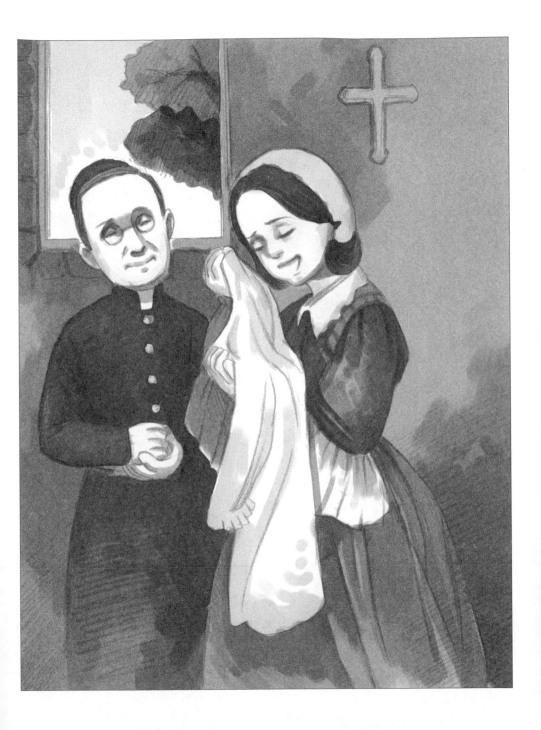

的出身，頗多議論，但終於被她誠懇的態度所折服。醫生們也欣賞她的工作態度，看她很渴望多學點東西，都願意多花時間來教導她。她常主動到手術房裡幫忙，一面認真的學習。

不久，她就成了醫院裡最受歡迎的人物，尤其是那些病童，總指名要「又漂亮又溫柔的佛羅阿姨」呢！

三個月很快就過去了，大家依依不捨的歡送她，對她的聰明才智和敬業樂群都讚不絕口。

南丁格爾很惆悵的想:「如果我的家人也能夠如此看待我，就太好了。」

原來，這段期間，她經常寫信給家人，敘述她在醫院裡的生活，卻從來沒有接到回音，想來他們還是無法原諒她的決定。果然，當她回到家時，迎接她的是冷冰冰的態度，好像她是個服刑

歸來的罪犯似的。

但是，她的信念絕不動搖。

護士生涯

1853 年 8 月，命運之神終於對著她微笑了。

這一年，赫伯爵士透過關係，為她介紹了一份義務性質的工作，擔任「知識婦女療養所」的監督職務。不用說，這件事又在南丁格爾家族造成了軒然大波。

幸虧，這次父親居然諒解她，鼓勵她，而且願意每年支付她五百英鎊的生活費。在當時，這個數目足夠一個中產階級家庭，很舒適的過日子了。

為了工作方便，三十三歲的南丁格爾在倫敦租了一層房子，正式展開她的護士生涯。

這個療養所專門收容貧病的女教師，只能容納二十七個病

人，所有的事務均由委員會來掌管。委員們起先並不支持她，以為她仗著家裡有錢，不免財大氣粗，因此常冷言冷語的譏嘲她。

「哼！看她嬌弱的模樣，根本就是粉拳繡腿，哪裡能吃苦，又怎麼能當監督呢？」

但是他們很快就發現了，南丁格爾服務的熱忱是真誠的。而且，她雖只受過三個月的實際訓練，但是，因為她曾經參觀過許多醫院，也讀過不少醫學和衛生方面的書，對醫院的改革很有心得。

果然，南丁格爾到任不久，就提出了許多革命性的建議。

「我們應該在每個病房裡都裝設緊急呼喚鈴，這樣病人才能隨時找到護士。」

「我們必須用小型升降機，直接將病人的飲食從廚房運送到病房。」

「醫院裡每一樓都應該有熱水管，使各個樓層都有熱水可以使用。」

管理醫院方面，她也發揮了令人刮目相看的才幹。

她把醫院裡需要的物品全部列入清單，然後一次大量採購，好享受優惠的折扣；她找專人為醫院製作果醬，好節省開支；若有不盡責的醫生或護士，她馬上就開除，絕不講情面。

最重要的是，她破除了人種及宗教信仰的限制。她認為只要是病患，皆可入院治療，改變了以前只收某種特殊階級病人的惡習。

她的作風發揚了人道精神，在那個年代是非常難能可貴的。是她，使任何患者，都得以保障尊嚴和權利。

1854 年 1 月，南丁格爾在給父親的信上說：「謝謝您支助我來

此工作，這正是我追求的生活。今年是我有生以來，覺得最快樂、最有意義的新年了。」

南丁格爾最難能可貴的特質是，對待病人的時候是「身心兼顧」，不僅治療患者的疾病，還為他們分憂、籌錢或安排假期等等。出院的病患都對她心存感激，寄給她情感洋溢的信函。

「南丁格爾小姐，我不知要怎麼感謝您才好……」

「您真是我們全家人的陽光啊！……」

「謝謝您為我們所做的一切安排……」

不過，當春天來臨時，醫院已經完全上了軌道，南丁格爾覺得自己在這兒的任務已經達成，應該再接受更艱難的挑戰了。

她知道赫伯夫婦正致力於醫院的改革運動，但是，她問自己：「沒有好的護士，怎麼可能會

有好的醫院呢？」

　　她因此想：「護士這個行業，才真正需要改革呢！如果，我能辦一所護士學校，招聘品格高尚的女孩，給予她們專業的訓練，那該有多好啊！」

　　但是，就在她著手籌備的時候，卻發生了一件決定她今後命運的大事——克里米亞戰爭爆發了！

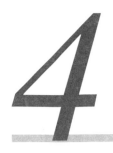

克里米亞戰爭

艱難的挑戰

「號外！號外！聯軍對俄國開戰啦！」

天邊才剛濛濛亮，倫敦街頭的報童，就揚著報紙，大聲的招攬著生意。路過的行人好奇的圍過來，只見頭版怵目驚心，全是克里米亞戰爭的報導。

在那個年代，浩大的鄂圖曼帝國，囊括了中東、北非，以及大半的歐洲版圖。當帝國勢力日漸衰弱的時候，俄國＊因貪圖黑海的控制權，不斷對當今的土耳其＊進行侵略。英國知道，如果俄國艦隊由博斯普魯斯海峽進入地中海＊的話，自己和殖民地印度＊的道路就會被切斷，於是早有與俄國一戰的決心。當時，法

國也正和俄國處於敵對的立場。

　　1854 年 2 月 21 日，俄國與法國、英國之間的外交關係斷絕。3 月 28 日，英國維多利亞女王，正式向俄國宣戰，法國亦加入英國同盟，聲明為土耳其而戰。兩國均派兵援助土耳其，有名的克里米亞戰爭就此揭開序幕了。

　　「大英帝國萬歲！」

　　「全世界哪有誰是大英帝國的對手呢？」

　　「是啊！英軍一定會很快就

放大鏡

　　＊**俄國**　國名，全名「俄羅斯聯邦」，是世界上面積最大的國家，跨越歐亞兩個大洲，東南面與中國交界，境內地勢及氣候變化多端。

＊**土耳其**　國名，地跨歐亞兩洲，位於地中海和黑海之間，是傳統的農牧業國家。首都為安卡拉，最大城為伊斯坦堡。

＊**地中海**　是世界上最古老的海，被北面的歐洲大陸，南面的非洲大陸和東面的亞洲大陸所包圍。優良的天然條件，使地中海從古代開始，海上貿易就很繁盛，成為古埃及文明及古希臘文明的搖籃。

＊**印度**　國名，位於亞洲南部，是一個農業大國，也是世界上人口第二多的國家，僅次於中國。印度人民大多信奉印度教或回教，其首都為新德里。印度文明是世界古老的文明之一。

獲得勝利的。」

當時英國人民情緒都非常高昂，認為戰爭不可能持續太久，於是只調動印度、馬爾他＊等外地的守備軍，而且支援和補給的工作進行得十分草率。

原先英軍出發時的計畫，是前往君士坦丁堡＊北邊的維納港。沒想到抵達時才發現那裡發生了霍亂，只好臨時變卦，連同原有的駐軍一起航往東邊的克里米亞半島。克里米亞半島上的塞凡堡是當時俄國艦隊的根據地，也是俄國在黑海＊沿岸最重要的

放大鏡

＊**馬爾他** 馬爾他共和國位於歐洲南部，由地中海中一些島嶼組成，是世界上面積較小的國家之一，但具有重要的戰略地位。它在 1800 年曾被英國占領，於 1814 年正式淪為英國殖民地。1964 年正式獨立，為英聯邦成員國。

＊**君士坦丁堡** 當今土耳其城市伊斯坦堡的舊名。伊斯坦堡是土耳其最大的城市和港口，橫跨歐亞兩洲，以中世紀以前的古蹟著名。它既是文化的熔爐，也是一個充滿活力且快速成長的城市。

＊**黑海** 是歐亞大陸的一個內海，以海水深黑得名。沿海國家包括土耳其及俄國。黑海水域內魚藏豐富，頗具開發價值。

軍港和要塞，因此英法聯軍希望能取得它的控制權。改航時，因為船隻不夠，英軍只好捨棄大半的物資——包括帳篷、行軍床、炊具和醫藥器材，然後將三萬名士兵塞進船隻裡往東航行。

1854 年 9 月，英法兩軍在克里米亞半島西南，距塞凡堡約三十哩的加拉米達灣登陸，然後在六天之後，正式與俄軍交戰，旋即獲得了勝利，給英國國民帶來很大的鼓舞。但是，在這次戰役中，英軍傷亡慘重，死的死，傷的傷，到處躺著斷了腿或瞎了眼的士兵，在血泊中呻吟。

由於大半的醫藥器材都被捨棄了，英軍根本連包紮傷口的繃帶都找不到，更別提固定骨折的木板了。醫生也沒有麻醉藥為士兵止痛，當他們進行截肢手術時，也只能束手無策的任憑患者發出痛苦的哀號；而重傷的士兵

更是無藥可治，只有坐以待斃。最後，數以千計的傷兵，還有染上霍亂＊的患者，全被塞進船隻裡，駛離危險的前線，運往黑海南岸的斯庫達里。

從克里米亞前方運傷兵到斯庫達里，按照正常行程只需要四天半的時間。但因為風高浪大，船隻總是不能如期到達，有時竟會費去兩、三個星期。

那時，英國的軍隊並沒有女護士隨行。一來，因為她們在國內的信譽太差；二來，軍醫們並不信任她們的能力，所以只帶了一些男護士，可是這些男護士毫無醫技訓練，充其量只是勤務兵罷了。而並肩作戰的法軍就幸運多了，他們有隨隊看護兵，還有專業的教會修女來細心照顧。

基於這樣的差別待遇，英國國內的報紙常常有這樣的輿論：「英國人民，你們為什麼袖手旁

觀，無動於衷呢？難道英國人自我犧牲的精神，竟不如法國人嗎？見義勇為的人在哪兒呢？」

接受任命

當時，倫敦《泰晤士報》＊特派記者威廉・羅素，隨著傷兵們從克里米亞坐船到斯庫達里，曾把親眼目睹的慘痛遭遇，寫了以下的報導：

這些傷兵在擁擠的甲板上，沒有床鋪、沒有毛毯，沒有藥品，到處都聽得到他們的哀號，真令人心酸。

放大鏡
＊霍亂　是由霍亂弧菌所引起的急性腸道傳染病，症狀為劇烈腹瀉和嘔吐，死亡率高，危害極大。
＊泰晤士報　英國一份發行於全國的綜合性日報，創於 1785 年，被認為是英國的第一主流大報，能對英國的國內政治和國際關係發揮巨大的影響。

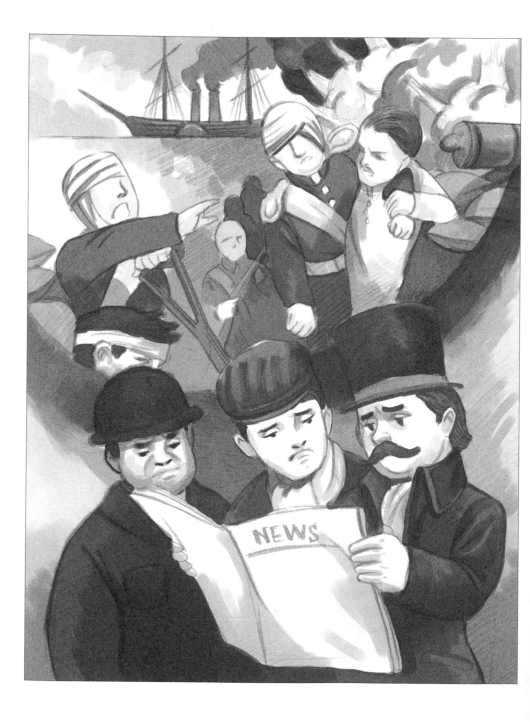

而不幸在旅途中喪生的士兵，屍體只好丟進冰冷的黑海裡。

到達斯庫達里的傷兵，因為碼頭設備落伍，若天氣惡劣，不能直接靠岸，就得在海中等待；即便登陸了，因為醫院離岸甚遠，又位於高地，病患無可奈何，能行動的就自己搖搖晃晃的爬上陡坡；不能走的，只好耐心靜等人手夠了，再來搬運。

好不容易到了醫院，又因設備不足，可能整整一個禮拜都不會有人聞問。於是，有些流血過多致死，有些昏迷不省人事，更多的是斷了手足，或者頭部、胸部受重傷的士兵，只能血跡斑斑的僵臥著。

英國人民讀了這篇報導，才知道士兵們的悲慘情況，不覺大

吃一驚。

「好殘酷，好可憐喔！」

「太可怕了！說不定我弟弟就是傷兵中的一個呢！」

「我們是堂堂的大英帝國，怎麼能讓它的子民如此受煎熬呢？」

「……」

他們沒有辦法想像，自己深愛的父長兄弟，正受著那般非人性的煎熬。

羅素又指出，前線最迫切需要的就是訓練有素的醫護人員。

最後，他為戰士們發出緊急呼籲:「難道英國的婦女中，就沒有人肯獻身為在前線受苦的士兵們服務嗎？我們的仕女們難道只會袖手旁觀，而沒有一個人肯犧牲去做救護的工作嗎？」

這個呼籲，有如平地一聲雷，敲醒了奢華度日的英國婦女。於是她們紛紛發起各項支援

的活動，並且催促政府趕快採取行動。

南丁格爾當時住在僻靜的鄉間，讀了這篇報導，想到重傷的士兵，沒有人照顧、關心的淒涼景象，真是心急如焚。

她放下報紙，憤慨的以掌擊桌說：「不行！我必須去克里米亞一趟！」

於是，她當場就提筆寫信給希德尼・赫伯夫人，表明願意去前線服務的心願。

而這同時，正擔任英國陸軍部長的赫伯爵士，也剛讀了威廉・羅素的報導，非常震驚，正在考慮著，若派遣護士赴戰場，誰才是最理想的領導人才呢？那時，他腦海裡立刻浮現出南丁格爾的身影，於是馬上寫了一封信去徵召她。

信中，他表達誠摯的請求：

南丁格爾小姐：

……相信您也讀到了羅素先生的報導，多麼殘酷的景象啊！

我們已決定派遣護士到前線去。目前，我們最需要的，是一位勇敢、剛強、有醫學常識、又懂得醫院行政的領導者。只有您，才能挑起這樣的重擔。

只是，您是否願意呢？

請為前線的士兵們著想吧！……

1854 年 10 月 14 日

希德尼‧赫伯

南丁格爾當然是義不容辭的，她怎麼能放過這個絕佳的機會呢？

「上帝終於賦予我明確的使命了，這正是我將全心奉獻的工作呀！」她高興的想:「而且，我要

向世人證明，看護病人，是最高尚、最神聖的行業！」

　　經過無數次的會議，英國內閣正式委任南丁格爾為「英軍赴土耳其野戰醫院護士長」。此消息一經發表，便驚動全國。

　　「誰是南丁格爾呢？」

　　「聽說，是位很高貴的年輕女士哦！」

　　「報上還說，她會講很多種外國語言呢！」

　　「唉！可是一個女流之輩，擔任這樣的重責，不太適合吧？」

　　大家議論紛紛，南丁格爾的大名一夕之間響遍各個角落。

　　還好，多數英國人民均熱烈響應，從英國各地寄來的慰問金竟達七千鎊。

　　赫伯爵士也信心滿滿的告訴南丁格爾：「前線所缺乏的物資與醫藥器材均已上路了。像昨天，我們才剛又寄出一萬五千雙鞋襪

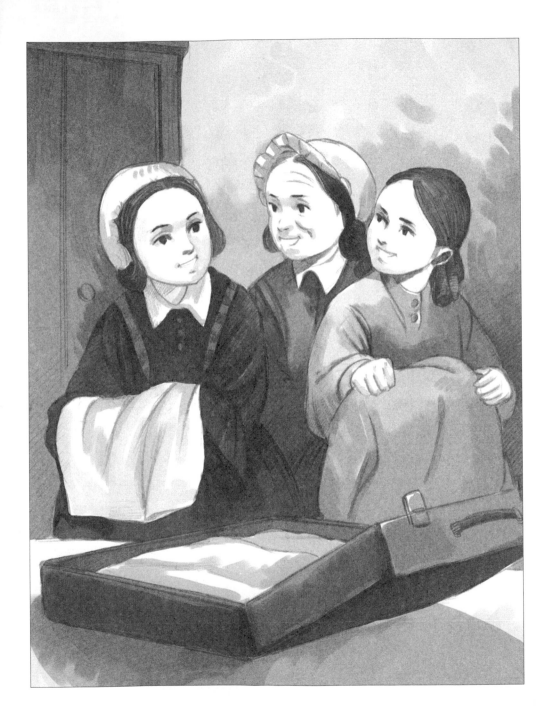

呢！妳放心吧！」

　　親朋好友們都結伴前來道賀，連一向反對她做護士工作的母親和姐姐也覺得驕傲，高興的為她購置衣服、收拾行李。

　　「妹妹，妳能獲得這麼崇高的任命，真是我們南丁格爾家的光榮呢！」

　　「可不是嗎？佛羅，我真是全世界最驕傲的母親了。只是，前線多麼危險，妳務必要小心，懂嗎？」

　　南丁格爾也知道，等著她的是一項艱難的挑戰，所以專心的進行著準備工作。她從教會和眾多申請者當中挑選了有看護經驗而品行端正的三十八個隊員，再為她們精心設計了制服。看護隊全戴著白帽，穿著附有披風的灰色衣裙，棕色的腰帶上則繡有「斯庫達里醫院」的紅字。

　　1854 年 10 月 21 日，南丁格爾

率領著三十八位隊員與舊友布列士布里茲夫婦，一行人背負著全英國殷切的期望從倫敦出發了。

她的行囊裡靜靜的躺著一封信，是曾向她求婚未成的米倫斯所寫的。

他無限感慨的說：「親愛的佛羅倫斯，當妳聲稱無法承載我對妳的感情的同時，卻接受了如此沉重的任命。……今後，不管妳在何處，我都會祝福妳的，也願上帝與妳同行。」

10月27日，從馬賽開航的別庫的士號郵船，載了南丁格爾一行人，在四天後抵達馬爾他島。11月4日，這一行人登陸斯庫達里。

斯庫達里

「靠岸囉！」

不知誰一聲歡呼，原在船艙裡休息的護士們全都奔上了甲

板，攀在船舷上，迫不及待的極目遠眺。

斯庫達里，也就是現今的烏斯庫達，是一座位於海濱的古城，它與君士坦丁堡，隔著博斯普魯斯海峽相望。當地本來有一些簡樸的城鎮和村舍，如今只剩下荒涼的廢墟和許多新立的墳冢。城裡有一所醫院，為土耳其所建，當時土耳其政府借給英國作為收容傷兵之用，是英國在戰區的八大傷兵醫院之一。

南丁格爾一行人在海上航行時，遇到暴風雨，浪高水濁，好多護士暈船，頭昏嘔吐，變得非常虛弱。這會兒終於能上岸了，大家都鬆了一口氣。可是下了船，才知道根本沒有交通工具，只好拖著疲憊不堪的腳步，沿著泥濘的道路向醫院走去。路上，居然還有成群飢餓的野狗隨行呢！

有些護士邊走邊打瞌睡。她們精神恍惚的說：「累死了！待會兒，可得好好先睡上一覺。」

等到了目的地，她們卻大吃一驚，只能目瞪口呆的望著彼此說：「這哪裡是醫院？簡直就是個大倉庫嘛！」

原來，醫院裡一片髒亂，床鋪緊緊的挨在一起，幾乎沒有走路的空間。整棟建築物空氣汙濁，馬桶也塞住了，又沒有通風設備，病房裡彌漫著怪異而刺鼻的臭味。由於床單染到了血跡，又沒有換洗，像帆布一樣粗硬，病患無法忍受，都寧可躺在鋪著髒毯子的地板上。而走廊和窗外更是滿地汙穢和垃圾。

護士們都是第一次看到戰地醫院的情景，不由得滿腹狐疑。

這時，忽然有一位躺在床上的傷兵對著她們吃力的說：「水⋯⋯請給我水⋯⋯」

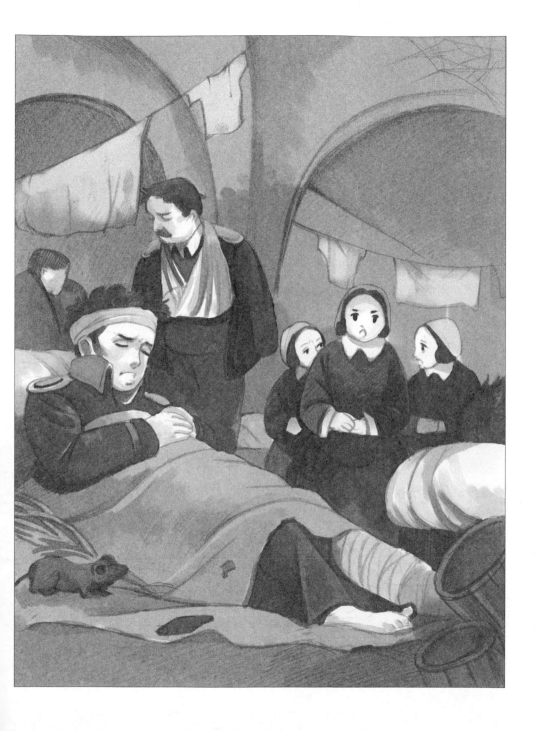

　　南丁格爾左右張望，看到角落上有一個木桶，就走過去，用旁邊的瓢子盛起水來，卻同時聞到一股惡臭，嚇得把瓢子都掉到地上去了。

　　廚房的情況更是恐怖，老鼠、蟑螂到處橫行，除了銅鍋之外，簡直再沒有其他餐具。所有的食物都在十三個大鍋煮。牛奶喝光了，麵包像石頭一樣堅硬，奶油也發霉了，肉好比是潮溼的皮革一樣，而馬鈴薯又沒有運到。

　　「這到底是怎麼回事？」南丁格爾困惑的喃喃自語，又不敢置信的說：「希德尼提到的補充物資呢？都到哪兒去了？」

　　後來，她還發現，許多士兵都因為長期沒有吃水果或喝果汁，以致缺乏維他命C而得了壞血症，這些士兵的牙齦潰爛，完全無法咀嚼。可是，又沒有蛋、

果醬或布丁可吃，簡直就要餓死了。

病房裡根本沒有枕頭，又極缺毛毯。士兵只能穿著破損或沾滿血跡的髒衣褲，上面常常長滿了蝨子。而且，洗衣間的工人，把患傳染病的士兵穿的衣服，跟普通傷兵的衣服放在一起洗，弄得到處都是細菌。

這真是人世間最悲慘的一幕了。

另一方面，雖然英國政府事先對當地軍醫發出通告，要他們對南丁格爾率領的看護隊務必盡力協助，可是醫院裡的官兵，對她們並不歡迎，常以鄙夷的態度相對待。

高層的主任醫官霍爾是位非常古板而專制的人，他認為南丁格爾的出現，對他是種侮辱，也對他的職權造成威脅。

「派這些所謂的護士來，實

在是一件可笑的事。我都忙死了，哪有時間伺候她們呢？」

他安排所有的護士住在五間又小、又髒的房間裡，也不給她們日常需要的家具，更不准她們接近任何病人。

他還故意拿南丁格爾姓氏的另義「夜鶯」嘲弄的說：「這兒不需要她們任何的協助！這個自大的『小鳥兒』，我要她知難而退，滾回國去繼續當她的千金小姐！」

南丁格爾當然非常生氣，但是她既已來到了這形如地獄的環境，無論怎樣，絕不灰心。而且她明白，為了傷兵的利益，千萬不能意氣用事。於是，她決定裝作若無其事，開始帶領護士們做些清掃、修補的雜事。只是，一伙人面對著眼前大片混亂，忍不住茫然起來。

「真糟糕！該從哪裡下手

呢？」

「嗯，大家就先從洗床單開始吧！」

南丁格爾還特別交代護士們：「請大家務必要容忍。不管軍醫們如何奚落與欺侮，我們都不能頂撞或衝突，知道嗎？」

她相信，只有以高度的熱誠和好意，才能扭轉局勢，目前唯有以驚人的耐力，靜靜的等待時機的來臨。

在她們抵達斯庫達里的十天前，剛好發生激烈的巴拉庫拉瓦戰役，聯軍傷亡慘重；而在她們抵達時，又發生了殷克曼之戰。前線傳來的消息說，那兒的天氣嚴寒，雨雪不斷，士兵們住在漏雨的帳篷裡，又在結冰的壕溝裡站衛兵，都凍壞了。現在，兩次戰役的大批傷兵正源源不斷的來到斯庫達里，使醫院裡原本就已擁擠不堪的情況，更是雪上加

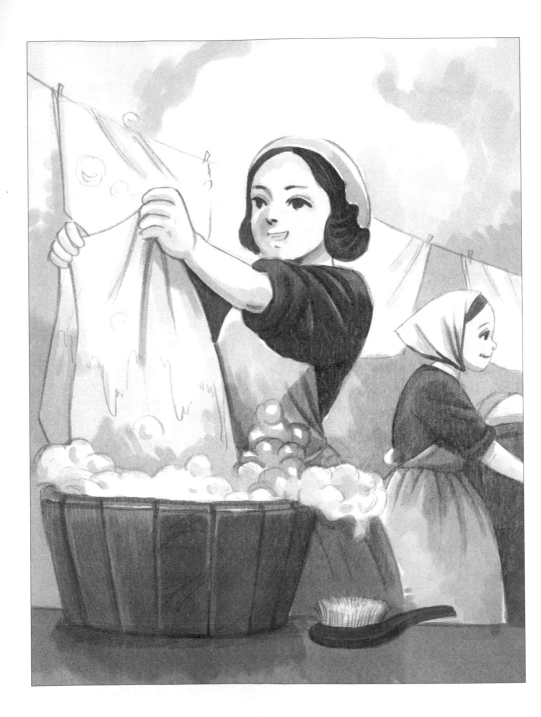

霜。

病患中有許多是凍傷的。為了醫治傷口，需要替他們脫掉衣服，但因為皮膚與衣物凍結在一起，所以，不得不把衣服剪破；腳部也是一樣，因為需要把長筒靴分節切開，有時候凍結的肉也會跟著靴子一起被割下來，簡直慘不忍睹。

軍醫們在這慘狀中忙得團團轉，從清晨忙到深夜，弄得筋疲力竭，還是無法應付。

霍爾看在眼裡，雖然百般不情願，也只好做出無奈的決定：「唉，好吧！就讓南丁格爾的護士隊來幫忙吧！」

時機成熟

南丁格爾早已準備就緒，就等著這一刻的來臨。這時，她捲起衣袖，精神抖擻、有條有理的指揮大伙兒投入工作。

　　她首先要看護兵把充滿惡臭的尿壺拿出去清洗乾淨，她又購買了兩百把刷子，帶頭將醫院的地板徹底的洗刷一番。然後，她要護士們縫製很大的袋子，先在裡面塞滿了稻草，縫合後，再鋪在病房和走廊上當病床使用。每有傷兵來到，就先幫他們脫下沾滿血跡和泥土的軍服，為他們換洗乾淨，然後在舒適的床鋪上，立刻為他們治療傷口。

　　當傷兵送達時，外科醫師通常會把認為已絕望的跟還可救活的分開。

　　有一次南丁格爾看到五位傷兵被棄置在牆角，就問軍醫說：「為什麼把他們丟在這裡呢？」

　　軍醫搖搖頭說：「因為他們已經沒有希望了！」

　　南丁格爾看著這五位奄奄一息的年輕人，想到他們遠方的家屬，覺得很不忍心，就對醫師請

求：「請問，能把他們交給我嗎？」

軍醫很不耐煩的回答：「哎！真囉嗦，妳要，就領去吧！」

於是，南丁格爾整夜坐在這五個傷兵的床邊照顧。

「來，試著喝點兒溫牛奶吧？」

「消毒很痛嗎？我馬上就包紮好了，請忍耐哦！」

「天就快亮了，加油！你要勇敢些啊！」

第二天，當太陽從東方升起時，這五名士兵，竟全都恢復了知覺。軍醫很詫異，也第一次對南丁格爾產生了敬佩之心。

當時，護士隊出發時，雖然赫伯爵士再三保證，前線所需的物資必會定期補充，但為了慎重起見，當船隻經過法國時，南丁格爾還是購買了一些急需的東西，包括簡單的小火爐。這會兒可派上了用場。她和護士們輪

流，用小火爐燉煮雞湯，然後一匙匙的餵傷患吃。

有一次，當南丁格爾正在餵病人吃東西時，那位病人忽然傷心的抽泣起來，把南丁格爾嚇一大跳。

「怎麼了？安迪，是不是傷口很疼啊？」

「不是的，南丁格爾小姐……我只是覺得太幸福了，我已經好久沒有吃到這麼可口的食物了。」安迪不好意思的說。

但是，南丁格爾並不因此而滿足，要做的事太多了！

她每天工作超過二十個小時，從無怨言。

那個時代，麻醉藥的使用還沒有像今天這樣普遍，所以只要有士兵需要動重大手術的，南丁格爾總是守在一旁看顧，用溫柔的語調哄勸著，使得性情再粗暴的士兵，也會勇敢的接受手術。

　　她忙著列出清單，向國內申請實用的器材，比如說：食物托盤、鐘、手術檯等，還派人去君士坦丁堡，購買手術時隔離用的屏風，這樣，病人就不必眼睜睜的看著他們的同伴在利刀下哀號的景象了。她也定期的前往補給站領取士兵們需要的日常用品：襪子、刀叉、毛巾、香皂等等。補給站缺貨時，她就自掏腰包，補齊這些貨品。

　　她以堅忍不拔的毅力，不眠不休的工作著，使得斯庫達里醫院的情況，明顯的獲得了改善。

　　可是，和她一起工作的高級醫官和司令官們，見到南丁格爾大得人心，工作效率驚人，難免對比出他們的怠惰和低能，於是就百般奚落她、毀謗她。

　　「又是熱湯，又是乾乾淨淨的厚外套？何等的享受！她以為這些士兵都是來度假的嗎？能夠

保住性命就夠好的啦！」

　　而且，並非所有的護士，都能夠像她一樣的吃苦。夜以繼日的工作對南丁格爾而言，是理所當然的付出，但對普通人來說，卻是一種難以勝任的重擔。

　　有一天，四位護士在走道上攔住南丁格爾，哭哭啼啼的說：

　　「護士長，我們受不了了。每天起碼要工作十五個小時，還得把床位讓給傷兵睡，我們……我們要回國去了。」

　　南丁格爾拉著她們的手說：

　　「我知道妳們受苦了，但是，請為了這些傷兵，多多忍耐吧！」

　　「不！在這兒，吃不好，又睡不好，我們真的撐不下去了。」

　　她看勸阻無效，只好無可奈何的說:「既然如此，想回去就回去吧！」

　　那時，南丁格爾自己也已經兩天沒有睡覺了，目送著這些護

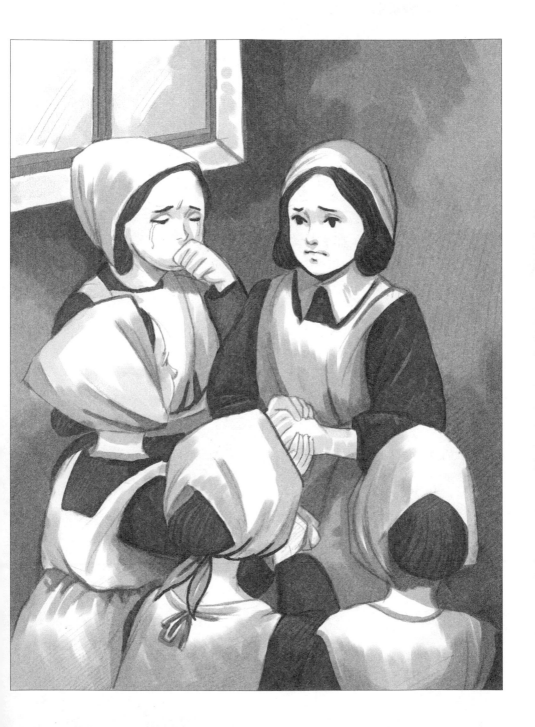

士離去的背影，她感到好疲倦，
也好難過。

但是，她堅定的告訴自己：
「這不是傷心的時候。照顧病
人，是我的天職。再辛苦、再
累，我都不會動搖！」

5

提燈天使

大肆改革

「護士長，護士長！病房又漏水啦！」

大清早，就有人氣急敗壞的奔進來報告。

「唉！已經兩個禮拜了，怎麼修補屋頂的公文還沒到呢？」

南丁格爾不禁嘆了一口氣，這就是最令她頭疼的問題了。醫院裡雖設有經理部，但事事都得向總部請求批准，連屋頂漏水這種小事，也不例外。

那時的英國政府非常沒有效率，喜歡官樣文章和繁文縟節，連醫院裡每天的三餐飲食，都得經過許多手續，才能順利解決。有時，大量的包心菜、紅蘿蔔已從英國運來，卻因未接到命令，

不能開封，而任其腐爛、損壞。

　　曾有一次，由內政部運出的兩萬七千件襯衫，已從船上卸下，只要打開包裹就可發給士兵使用，官員們卻說命令未到，因此不能照辦，他們藉口軍令嚴屬，不能違背，竟真的拖延了下來。

　　另一次更離譜，好不容易盼來的一萬多套床具，已經按照病房分發妥當，護士們興高采烈的鋪好，病人們正舒適的享受著乾淨清爽的枕巾和床單。忽然，管理庫藏的長官怒氣沖沖的衝進來問：「是誰擅作主張拆包的？」

　　原來，批准拆包的命令因故耽擱，尚未抵達。最後，在護士、病人不敢置信的驚愕中，所有的新床單竟然又被剝掉拿走。

　　南丁格爾實在忍無可忍，立即寫信給陸軍大臣希德尼・赫伯爵士，將斯庫達里醫院不合理的

地方，向他做詳盡的報告，請他立即給予適當的處置。

還好，赫伯爵士對南丁格爾百分之百信任，每次都會聽從她的建議，隨時給予有力的支援。

在這同時，南丁格爾下定決心要在醫院裡各部門做大規模的改革。

首先，她把廚房重新整理一番，把醫院裡的食物按重症、輕症，給予不同的種類和分量，而且改善分配食物的方法，讓傷兵們除了熱騰騰的正餐外，還隨時可以吃到肉汁和果醬。

其次，她向土耳其人租了一個房間，裝上蒸氣鍋，作為消毒衣物的洗滌室，然後，她僱用當地的婦女，擔任洗衣的工作。從此，傷兵們都有潔淨清爽的衣服可穿了。她還自費買了許多鞋襪、褲子和睡衣，發給大家。當傷兵們拿到新衣服時，都不禁感

動得痛哭流涕。

有一天，南丁格爾正在病房裡忙著，勤務兵突然帶來一位訪客。

「南丁格爾小姐，我叫亞歷西斯・蘇伊瓦，來向您報到了。」

「唉呀！赫伯先生跟我提過，沒想到這麼快就來了。歡迎！歡迎！」南丁格爾驚喜的說。

蘇伊瓦是位年輕的法國人，他原本在倫敦的高級俱樂部當廚師，在飲食界很出名。他在《泰晤士報》上讀到有關南丁格爾的報導後，深受感動，於是主動辭去高薪職務，千里迢迢跑來了。

蘇伊瓦隨著南丁格爾到廚房看了一眼，就決定來個全面翻新。他先裝上烤箱，讓傷兵們可以吃到新鮮柔軟的麵包；他又發明了一個容量足夠供五十個人飲用的大茶壺。可以走動的病人，都興奮的跑來廚房參觀，指指點

點的笑著。

「好香喔！蘇伊瓦大廚，今天是不是又有小餅乾吃啦？」

「哇！這茶壺可是個巨無霸！真好玩！」

過了一段時間，南丁格爾決定擴建病房。斯庫達里醫院裡有一個廢棄的大廳，應該可以順利改建。

軍醫們都嘲笑她說：「這女人簡直是痴人說夢。只怕等到戰爭結束，她申請的公文還下落不明呢！」

但是，南丁格爾並不灰心。她直接寫信給英國駐君士坦丁堡大使的夫人，透過她說服了大使，願意支援醫院擴建的工程。於是，由大使下令進行擴建工作。

本來，工事進行得非常順利。不料在工程途中，這些工人忽然要求加薪，談判不成竟罷工

了。南丁格爾連忙再去找大使出面，大使聽後，覺得麻煩重重，居然決定置之不理。

南丁格爾走投無路，只好動用《泰晤士報》的捐款，另外僱用兩百名工人加緊趕工，千辛萬苦總算如期完成。

那天晚上，雖然身心俱疲，但是，當她凝視著剛擴建完工的病房，想到從此可以加放八百個病床、容納更多傷兵時，不由得露出難得一見的笑容，而且甜美的進入了夢鄉。

夢裡，她又回到了李·赫斯特的草原，歡快的奔跑著，跳躍著……。

提燈天使

曾經有這麼一首詩：

看啊！

在那充滿苦痛的病房裡；

一位提燈的天使，
正穿過淒清曚曨，
忙碌的奔波著。
還有那無言的病患，
待她身影投到幽暗牆上時，
轉身親吻它，
緩慢、似在幸福的夢中……

　　這些動人的詩句來自美國詩人朗費羅*的〈提燈天使〉，描寫的就是偉大的南丁格爾，讚美她那可歌可頌的精神。

　　原來，當黑夜籠罩著醫院，而所有軍醫、護士都已就寢的時候，英國的士兵就會看見南丁格爾，戴白帽，圍白裙，在深夜裡提著一盞幽暗的煤油燈，來回巡視著傷患，於是以「提燈天使」

放大鏡

*朗費羅　1807～1882 年，為美國詩人，生於緬因州。1836 年開始在哈佛大學講授文學。1839 年出版第一部詩集，之後陸續有詩集問世，風靡大西洋兩岸。

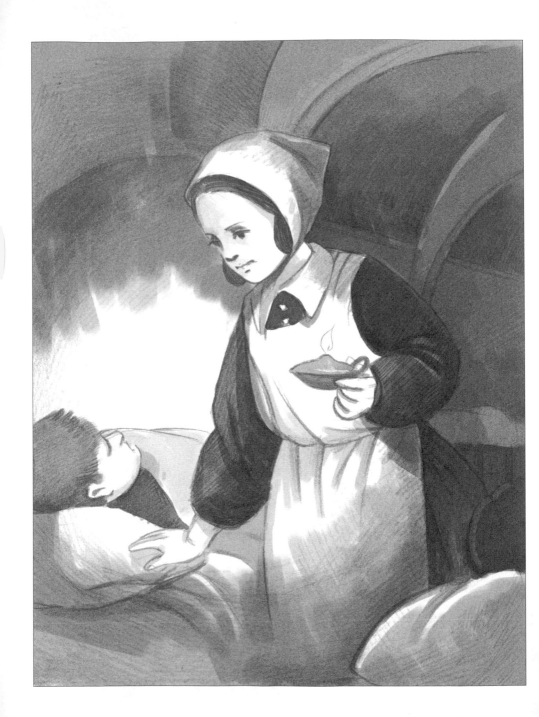

稱呼她。

斯庫達里醫院的病床雖然緊緊的挨在一起，但綿延有四英里之遠。南丁格爾拿著油燈，在寒冷的黑暗中摸索著前進，慢慢的走近傷患的床前，側耳細聽每個人微弱的呼吸聲，又蹲下身來注意察看傷兵們的面色，替病人蓋好被子。當病人醒著時，她就用鼓勵的口氣對他們耳語，給他們水喝，或替他們翻身、換藥，病人們常感激得流下淚來。他們崇拜這一位提燈的女郎，更敬愛她，甚至每晚等著她的來臨，要親吻她投射在牆上的影子，才肯沉沉入睡。有些病人在她經過時，伸出手來，只要能碰著她的衣角，也感到安慰。

傷兵們也都知道，這位護士長膽大勇敢，他們彼此流傳說，有一次病床上出現一隻大老鼠，護士們紛紛尖叫閃避，只有南丁

格爾悶不吭聲，拿起傘來，剎那間就把牠打死了呢！

《泰晤士報》的威廉·羅素也曾寫過一篇長文，以〈提燈天使〉的標題刊出，報導她那令人感動的愛心與溫柔。因為這些報導，英國人民對南丁格爾產生由衷的敬意，只要有她的消息從前線傳回，都會立即引起民眾熱切的關心。

傷兵們彼此聊談，也都衷心的感謝：「南丁格爾小姐真是我們苦難中的救星啊！」

她手中的燈，溫暖了傷兵的心，也為他們照出無窮的希望。

有一晚，星辰在斯庫達里的上空閃爍著，醫院裡除了傷兵痛苦的呻吟外，一切都是寂靜的。南丁格爾照常提著一盞燈，巡視病房。

忽然，有一個微弱的聲音傳來：「是……南丁格爾小姐嗎？」

　　南丁格爾連忙放下油燈，蹲到病人的床前，輕聲的說:「嗯，是我，你哪裡不舒服嗎?」

　　這位病人祈求的望著南丁格爾，邊用他虛弱的手比著上衣口袋。

　　南丁格爾迅速的幫他把口袋裡的東西拿出來，發現是封已經皺巴巴的信，看得出來已經不知被展閱過多少次了，還有一張小照片，是位年輕婦人抱著剛出世的嬰兒，笑得好甜美。

　　「南丁格爾小姐，我怕是不行了。請您……請您一定要將這兩樣東西……交還給我妻子，讓她知道，我至死……都想著他們，謝……謝!」

　　然後，困難的喘著氣，再也無法張開眼睛。

　　南丁格爾忍不住流出悲痛的眼淚，握住病人的手，虔誠的禱告起來。清冷的月光，從窗戶照

射進來，將她跪著的身軀拉出長
長的影子。

女王的鼓勵

雖然，南丁格爾無微不至的
關懷，令傷兵們非常感激，送給
她「提燈天使」的稱號，而且流
傳至今。然而，「提燈天使」的
寫照，只不過是南丁格爾生活中
的一部分。她大半的時間和精力
都花費在文件和雜事的處理上。

她每天與不同的人接觸，包
括醫生、護士、軍官、廠商、工
人等等，回答問題，也提供建
議。對需要的物品，她必須列出
詳細的清單；對進出的錢財，她
必須留下清晰的紀錄，她還有寫
不完的信件和報告。

她寫信的對象包括相熟的朋
友與政治家，只要是能幫助她改
革心願的，她都願意執筆；也包
括散布在國內各地的陌生人，感

謝他們捎來勞軍物品的仁慈心意；更包括傷兵們的家屬，尤其是性命垂危的傷兵，她總在信裡逐字逐句的寫下病患臨終所託的遺言，還要溫柔體貼的加上安慰的言詞。

而她寫得最勤的還是給赫伯爵士的書信，她鉅細靡遺的對他做報告，有時候講述軍隊中的不平等待遇和官僚氣息，有時候則談論軍醫組織必須改革的方案。

有一天，維多利亞女王寫信給赫伯爵士，要他將南丁格爾從斯庫達里寄來的一切報告，全部送入宮中讓她過目。

女王花了數天的時間，詳細閱讀那些報告後，深深為她的勇氣和才幹所感動。

她對赫伯爵士說：「請你要南丁格爾女士為我轉告前線的士兵，讓他們知道，我非常佩服他們的勇敢，沒有人比我更能感念

到他們的痛苦。」

當南丁格爾將女王的話，轉告給全體傷患官兵們時，官兵們個個士氣昂揚，都把身上的傷痛給忘了，全流下感恩的熱淚。

「原來，女王這麼關心我們，她並沒有忘記我們呀！」

一時，士兵們歡天喜地叫喊的聲音此起彼落。

不久，女王又親筆寫了一封信給南丁格爾，信上除了感謝、勉勵的言語，還很誠懇的說：

「……若有任何請求，儘管提出，王室必盡力支持。」

這封信令南丁格爾看到一線曙光。她立刻把握機會，向女王進言。

「士兵們在戰場上受傷，已經夠可憐了。如果留醫期間，竟不能照常支薪，那不等於是明白告訴他們，所有為國為民的犧牲都毫無代價嗎？」

「這兒，有許多年輕的士兵，不幸為國捐軀了，卻沒有安眠的地方。您是否可以向土耳其政府要求，畫出一塊土地，用作陣亡戰士的墓園，使他們有個安息之處呢?」

女王接到信後，馬上採取行動，將兩件事都很快的辦妥了。女王的行動，無形之中提高了南丁格爾在本國和戰場兩方面的地位。那一向輕視她的軍醫和官員們，也都自然的對她另眼相看了。

拯救靈魂

轉眼之間，南丁格爾一行人抵達斯庫達里已經有半年了。

這半年來，斯庫達里醫院的情況已是截然不同。它現在看來舒適而乾淨，再也沒有難聞的惡臭，也不再是培養細菌的溫床了。

　　病人有護士們定時為他們梳頭、刷牙、清洗傷口、拆換繃帶，還為他們換衣服、換床單。死亡率由百分之四十二降至百分之二呢！至於原本超過三千四百名的病患，也只剩下一千名，而不能離開病床的，只有一百名。

　　最明顯的是，這些原本言行舉止非常粗魯的士兵，因為受到南丁格爾的感化，都不再口出惡語，長廊上到處充滿了士兵們溫和的談笑聲。

　　但是，南丁格爾很快就注意到了，軍營附近的幾間酒吧，裡面總是密密麻麻擠滿了傷兵，有的拄著拐杖，有些頭上還繫著繃帶。他們在那裡喝酒作樂，惹是生非，總要把每個月的薪水都花光了才肯離去。她眼看著即將痊癒的士兵們，毫無生活規律，沉溺在不良的遊樂中，不禁感到痛心和失望。

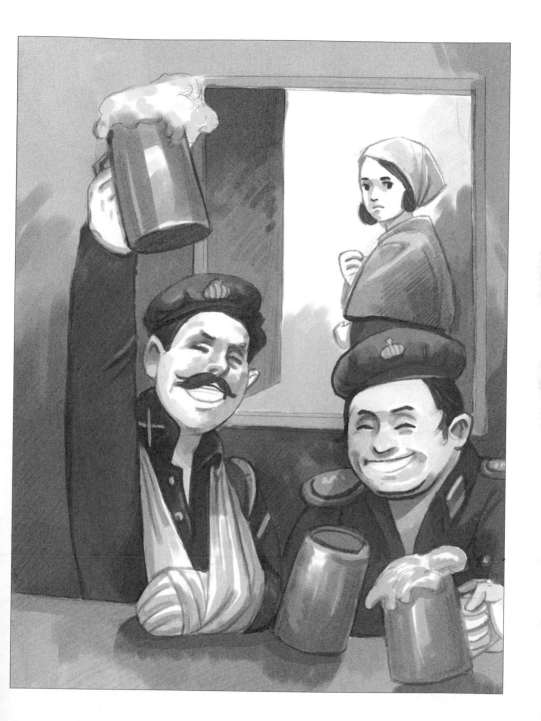

「這些不守紀律的士兵們，就像迷途的羔羊。我應該怎麼做，才能拯救他們呢？」

南丁格爾推論，士兵們會去酗酒鬧事，主要是因為沒有正當的事情可做。於是她苦苦的思索，終於想出了一個辦法。

首先，她決定設立圖書館和娛樂場所。

「如果，我們能夠提供報章雜誌、富趣味性的書籍，以及有益身心的娛樂器材，那麼士兵們就不會被不良嗜好所吸引了。」

這項計畫一經報導，後方人民一致響應，爭相捐贈各種書籍和娛樂用品。南丁格爾的母親和姐姐還幫著把這些贈品分類、包裝，再郵寄到斯庫達里。而這些贈品，不論是用什麼交通工具運送，國家一律給予免費的優待。

那時，有位貴族剛好來到斯庫達里勞軍，為了響應這項支援

運動，也自動捐贈一棟房子，作為圖書室之用。

不久，軍中俱樂部正式開放，附設有圖書室，並提供各種遊戲，包括橋牌、飛鏢、乒乓球、各種棋子等，所有士兵均可以免費享受俱樂部的設備。有些士兵還組織了合唱團和戲劇社。南丁格爾也開設識字班，教士兵們讀書，並經常從國內聘請一些學者專家到斯庫達里做簡單的人文、科學演說。

另外，她決定設立茶店以代替誘惑士兵的酒吧。茶店就設在士兵往返最頻繁的中心地帶，取名為「殷克曼茶店」，以紀念殷克曼大激戰。它濱臨美麗的博斯普魯斯海峽，許多士兵吃過飯後，就到這兒來喝茶或喝咖啡聊天，不再出入聲色場所了。酒吧的生意大受影響，那些老闆還因此對南丁格爾很不滿呢！

第二項計畫就是鼓勵儲蓄與寫家書。

南丁格爾很溫和的勸這些傷兵:「其實，戰地根本不需要什麼花費，與其用這些錢來花天酒地，還不如把每個月的薪水儲蓄起來，寄回家去啊!」

「何況，你們難道不想念年邁的雙親和久違的妻兒嗎？想想看，當他們收到你們的信和匯款，將會多麼的高興和驕傲啊!」

她慈愛的態度打動了士兵們的心，令他們慚愧得流下淚來，都發誓要改過自新，不再滋事胡鬧。

很多士兵因此寫了出征以來第一封家書，也有很多士兵爭先恐後的拿出錢來，豪氣干雲的說:「南丁格爾小姐，請妳明天就幫我寄出吧!」

起初，南丁格爾收到士兵們的存款，就寄給倫敦的史密斯姑

丈，請他以匯票方式送交給每位
士兵的家人。後來，由於她的奔
走，英國政府答應出面辦理這項
匯款計畫，正式由內閣設立匯款
事務所。結果，在六個月中，士
兵們一共寄回了七萬一千英鎊的
存款。

6

克里米亞前線

赴前線

晴朗的早晨，南丁格爾步出斯庫達里醫院，驚奇的發現，朝陽下滿眼碧綠的樹梢，正隨著和風輕輕的搖曳著，空氣裡彌漫著舒爽涼快的氣息，才想起夏天已經來臨了。

這時，她突然想：「哎，天氣暖和了，我要到克里米亞去！我得去視察那兒的醫院，也順便到火線上『觀光』一番。」

一直都很照顧南丁格爾的布列士布里茲夫婦聽到這個消息時，非常擔憂，就勸她說：「前線多危險啊！還是別去吧！」

但是，南丁格爾主意已定。

「我一直很擔心前線傷兵的情形，只是因為太忙，一直無法

128

成行。現在醫院的患者已減少到一千名，工作輕鬆得多，這是個難得的機會啊！」

布列士布里茲夫婦實在不放心，於是決定隨行。

廚師蘇伊瓦知道後，也興沖沖的說：「嘿！那我也去吧！自從戰爭以來，不知道這些可憐蟲都吃些什麼亂七八糟的食物呢？讓我去幫他們調理調理！」

南丁格爾忍不住笑起來：「好極了！前線的士兵能有你這個大廚師伺候，那可是天大的福氣！」

於是，他們一行四人，於1855 年 5 月 2 日，坐羅勃‧妻號郵船從斯庫達里出發。

當船隻抵達巴拉庫拉瓦港口時，南丁格爾看到碼頭和許多大船的甲板上都擠滿了人，嚇一大跳。

「哇！大家快來看，『提燈天使』來囉！」

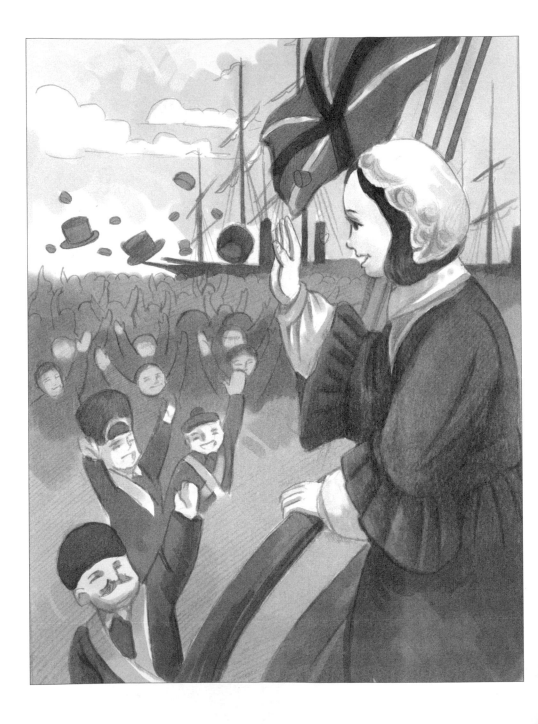

原來這些人都是來迎接她的。人群中，有些是克里米亞半島巴拉庫拉瓦醫院的軍醫和官員，其他都是聞風而來的群眾，想爭睹傳聞中「提燈天使」的風采。

突然，有個士兵，一拐一拐的擠到南丁格爾面前，興奮的問道：「南丁格爾小姐，是我啊！您還記得我嗎？」

「原來是你，麥克！我當然記得。你的腿傷都復原了嗎？」

「全好啦，您看！」麥克嚷著，邊敲著兩腿的膝蓋，又轉身面對擠成一團的群眾說：「上次，在斯庫達里，要不是南丁格爾小姐，我早就沒命了！她可是我的救命恩人呢！」

南丁格爾就在士兵的盛情接待下，前往醫院逐一的視察。

克里米亞戰場上，規模較大的醫院共有四所，彼此距離都很

遙遠，而且整個半島，多是岩石的地形，行走不易，南丁格爾只好以馬匹代步，奔波在各個醫院之間。

每到達一間醫院，她都發現它和六個月以前剛到達斯庫達里醫院時的情況一樣，骯髒和混亂。何況，住在這兒的病人需要忍受比斯庫達里還要嚴寒的冬天，所以身體更加虛弱。

這期間，她還騎馬前往俄軍控制下的塞凡堡。那一帶是敵兵經常攻擊的地點，非常危險。南丁格爾在用石頭砌成的碉堡中，用望遠鏡眺望塞凡堡市內的建築物，以及英、法聯軍和俄軍之間所進行的炮戰。她甚至還爬到置有炮臺的小山上，眺望敵軍白色的帳幕、塞凡堡森嚴的城垣，以及從壕堡裡透出灰白色的火煙，甚至還可以聽到隆隆的槍炮聲。

在克里米亞，南丁格爾認識

了深受國人愛戴的拉格蘭爵士，也是統領英軍的總司令。他非常勇敢，又有豐富的作戰經驗。國人都知道，滑鐵盧戰役*的時候，他曾在沒有麻醉藥的情況下，接受切掉手臂的手術；而手術後，還面不改色的要求士兵把他的斷臂找回來，因為斷臂的指頭上仍掛著愛妻送給他的珍貴信物──結婚戒指。

病　倒

　　南丁格爾拿出六個月前整頓斯庫達里醫院的精神，決心要讓克里米亞的各間醫院也都步上軌道。

　　不過，這兒也屬於霍爾醫官的管轄區，他一直對南丁格爾懷

放大鏡

＊滑鐵盧戰役　發生在 1815 年的滑鐵盧戰役，是以拿破崙為首的法國軍隊對抗以奧地利、普魯士、英國為首的聯盟國。這次戰役，拿破崙慘敗，被放逐到大西洋中的一個孤島上。

恨在心，現在更以她只有「英軍赴土耳其野戰醫院護士長」的頭銜為理由，認為克里米亞不在土耳其境內，當然沒有她插手的餘地，所以對她百般刁難。

這一天，南丁格爾一如往常去巡視散布在巴拉庫拉瓦地區的醫院，可能因為接連兩三天的視察，太過勞累；也可能是克里米亞的五月已是盛夏，中了暑。總之，那天回到辦公室時，她就臉色蒼白，虛弱得站不住了。

這時，蘇伊瓦剛好經過，看見她右手撫著額頭，左手撐住桌子，眼睛緊閉，趕快一個箭步衝進去扶住她。

「唉呀！南丁格爾小姐，您病了！快，先坐下來。」

然後，慌慌張張跑去通知布列士布里茲夫婦。等第二天軍醫趕到，才診斷是患了「克里米亞熱」，這是當地一種惡性的流行

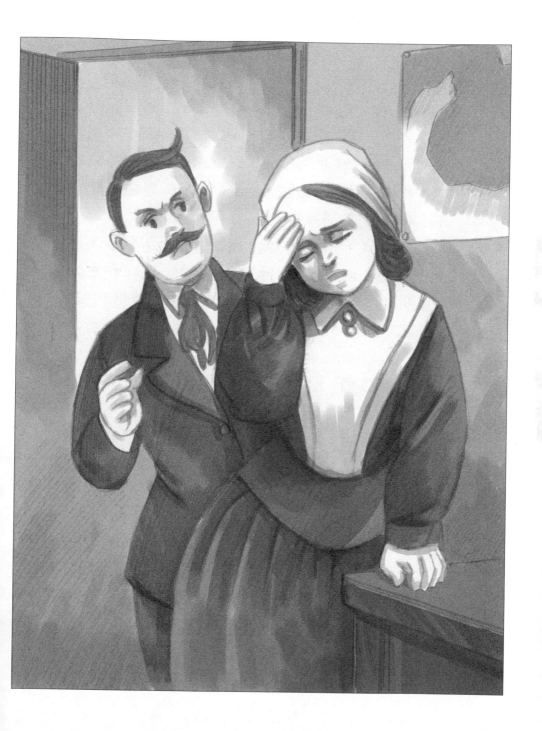

病。南丁格爾這時已經開始發高燒，而且精神錯亂、囈語不斷，醫師連忙把她送到位於海拔八百英尺山上的療養院內，那邊比較清靜，宜於養病。

南丁格爾病倒的消息，馬上傳遍整個巴拉庫拉瓦地區，也傳到斯庫達里去了。那兒的傷兵都忘記了自己的病痛，傷心的號哭著。

他們異口同聲的祈求上帝：

「親愛的主啊！請您保佑仁慈的南丁格爾小姐吧！我們情願以我們卑微的生命，去換取她的健康呀！」

南丁格爾在山上療養的時候，拉格蘭老將軍還特地帶著副官來探病。他不改英勇的本性，一點都不怕傳染，踏著大步進入病房，當場向南丁格爾表達由衷的敬佩和鼓勵。

很幸運的，在隨行護士的細

心照料下，南丁格爾的燒終於退了，而且在兩星期後，奇蹟似的清醒過來。但是她變得非常瘦弱，也無法自己進食。軍醫們都建議她返回英國本土:「妳就趁這個機會，回國靜養吧！好嗎？」

但是，她無論如何不肯答應，堅持要留下來繼續工作。

「沒有了我，這些孩子該怎麼辦呢？」

她指的是戰地的傷兵，對她而言，他們都是她親愛的孩子。

為了安撫她，布列士布里茲夫婦決定先護送她回到斯庫達里。

「至少，也應該回到斯庫達里去休養吧！否則，妳又會病倒的，那豈不是太得不償失了？」

他們安排士兵用擔架將南丁格爾抬下山去，然後乘坐專門運送傷兵用的快艇回斯庫達里。快艇正要駛離時，拉格蘭老將軍又

匆匆跑來送別。未料，這是他倆最後一次的晤面，因為數週之後，即 1855 年 6 月 28 日，拉格蘭爵士就罹患霍亂與世長辭了。

當南丁格爾被攙扶著回到斯庫達里醫院時，病房裡的傷兵都不約而同的掙扎著爬下床，行動不便的患者也拄著拐杖，肅立在床邊，當南丁格爾行近時，傷兵都不由自主的向她舉手致敬。士兵們對她的愛戴之情，在這無聲的儀式中，表露無遺。

在休養的這段期間，是南丁格爾生命裡最悠閒的一段歲月。她日夜面對著君士坦丁堡的堡壘和尖塔，覺得好像回到了家一樣的安全。

她也愛在墓園裡徘徊，因為有許多英國的無名英雄在這兒長眠著。她常常靜坐在翁鬱的柏樹下，聽鳥兒歌唱，望著博斯普魯斯海峽的浪濤，陷入沉思。有時

候，她會採些野花做成花束，打算要留做紀念。

她深深的吸入花草的香味，有點兒惆悵的想著：「這海、這樹、這花，都將是我記憶裡永不消逝的烙印啊！」

不久，南丁格爾又開始到醫院工作，日子又回到了原來的軌道。

沒想到，7月底，布列士布里茲夫婦因為承受不住長期以來的困苦環境與壓力，決定返回英國休養。

「親愛的佛羅倫斯，真的非常抱歉，我們就要把妳一個人孤零零的丟在這兒了。回去後，我們會馬上寫信給妳的，請務必好好保重啊！」

南丁格爾依依不捨的送走他們，不禁流下傷心的眼淚。她覺得自己失去了最強而有力的支柱，感到無比的孤獨。

幾天之後，南丁格爾正在辦公室裡忙著，突然來了一位神祕的訪客，竟是她最喜愛的梅姑媽。

「喔，梅姑媽！真的是您嗎？我不是在作夢吧？」

「不，佛羅，真的是我。」

梅姑媽看到久別的南丁格爾是那樣的蒼白瘦弱，真是心如刀割，忍不住摟住她，憐惜的說：「看妳，怎麼憔悴成這個樣子呢？我早就應該來幫妳忙了。」

梅姑媽的出現，安慰了南丁格爾失落的心，溫暖的親情也帶給了她無窮的力量。而且，梅姑媽來得正是時候，因為那時所謂最後一役的塞凡堡突擊開始，醫院裡，傷兵源源不斷的湧進，大家又忙得不可開交了。

再赴前線

1855 年 9 月，在英、法聯軍

苦戰下，俄軍終於棄守塞凡堡，克里米亞戰爭就此接近尾聲。但是，在這一役中，英軍也付出慘痛的代價，犧牲的士兵高達一萬人。

10月時，南丁格爾再度帶領著蘇伊瓦及幾位護士回到克里米亞半島。這時候，醫院裡仍擠滿了傷兵，迫切的需要醫護人員的照料。為了能順利推動各項改革，南丁格爾決心主動向霍爾醫官示好，表達和解的誠意。可惜，天不從人願。原來，剛回到英國的布列士布里茲夫婦，正在對國人指控霍爾醫官對南丁格爾百般刁難的經過。這事傳到霍爾耳中，令他大發雷霆。他把氣全出在南丁格爾身上，使她的處境更加艱難。那時，她身體仍然非常虛弱，經常頭痛、耳鳴，還有風溼、喉炎的毛病。11月底，當斯庫達里爆發霍亂，她匆匆趕回

救急時，真有筋疲力竭之感。

　　然而，英國人民對南丁格爾的崇敬，可說是已達到了巔峰。「提燈天使」成了大家茶餘飯後最津津樂道的話題。大街小巷到處都可聽到讚美她的流行歌曲，也到處都讀得到稱揚她的傳記和報導。她的形象被塑成迷你磁偶造成熱賣，也被塑為雕像，在有名的蠟像館展出。人們都爭著以「佛羅倫斯」來為他們鍾愛的街道、船隻、賽馬和新生的嬰兒命名。

　　在這一波愛慕南丁格爾的熱潮當中，她的好朋友們——包括希德尼‧赫伯爵士與米倫斯先生——發起了「感謝克里米亞天使」的運動。

　　他們一起商討著：「到底用什麼樣的方式最能表達全國人民由衷的崇敬與感謝呢？」

　　這時，赫伯爵士忽然靈機一

動：「佛羅倫斯最大的心願，不就是辦一所護士學校嗎？如果我們現在就開始籌措基金，那麼等她從前線回來時，就可以著手興建了。」他興奮的說：「想想，她將會多麼的高興啊！」

於是，他們召集了許多當時英國有地位、有名望的人，在1855年11月正式成立委員會，來募集「南丁格爾基金」，鼓勵全國人民以樂捐的方式來報答南丁格爾的貢獻。

南丁格爾的家人也應邀出席了這個集會。

事後，法妮去信給南丁格爾說：「11月29日，是我一生中最高興的一天，我以身為妳的母親為榮……」

果然，英國人民對這個運動的反應極為熱烈，短短一年的時間，就已募集了四萬四千鎊的捐款。大家的情緒都很高昂，緊鑼

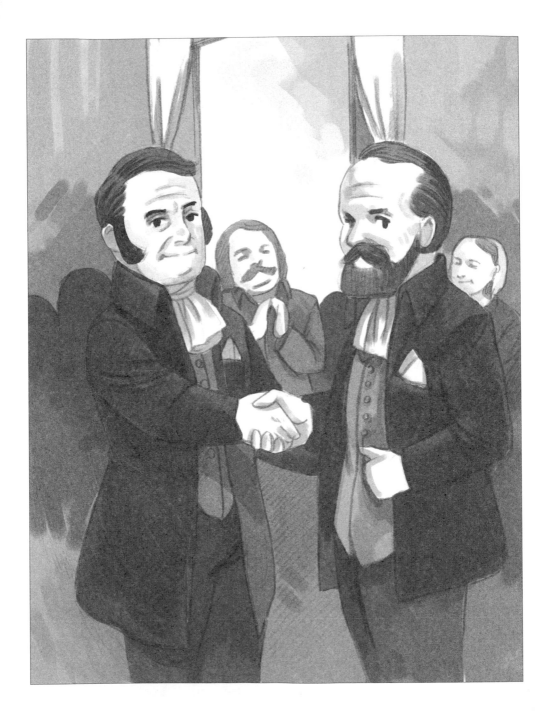

密鼓的進行著歡迎南丁格爾歸國的計畫。

在這同時，土耳其的皇帝為了表達對南丁格爾的謝意，特地贈她一副美麗的鑽石手鐲，還致送了豐厚的獎金給她和她手下的護士們；而英國的維多利亞女王亦賜給南丁格爾一枚燦爛奪目的胸針，這枚胸針是由皇婿阿爾伯特殿下親自設計，上面鑲滿了鑽石，嵌有紅寶石的十字架，周圍有「富憐憫心者必為神所佑」的格言。背面則刻著：「對於成千上萬的傷兵與病患，妳獻出了無比的愛心和苦心，是我一直深感欽佩的。在此我代表英國子民向妳致上謝忱與敬意。」

收到如此名貴的禮物，南丁格爾的反應卻非常冷淡。她說：「其實，我只不過是照著神的旨意辦事罷了，有什麼值得表揚呢？」

對她而言，名譽、寶石、財富都不重要，她的心全都惦記著前線的傷兵們。

自從南丁格爾來到戰地之後，曾多次將前線官僚、腐敗的情況，向國內稟報。英國政府針對此事，派遣一個特使團，前來偵察實況，結果發現南丁格爾所說的全是事實。為了讓南丁格爾不再受到霍爾醫官等人的刁難，陸軍總部發出公文，任命南丁格爾為「戰地護士總監督」。公文裡明確指示，包括斯庫達里及克里米亞所有戰地醫院的護士，全都歸她管理、調度。

帶著這個新頭銜，南丁格爾於 1856 年春天，再度回到巴拉庫拉瓦。她決定添設兩所臨時醫院，院址就選在她養病的小山附近。她每天便奔波在克里米亞所有大、小醫院之間，有時騎馬，有時乘坐馬車，必要時還得步

行。除了照顧病人，還得處理堆積如山的行政文件，總是忙到深夜才休息。

和她同往前線的蘇伊瓦就曾寫信對朋友說：「不知有多少次，我親眼看見南丁格爾小姐，連著幾個小時，站在大雪紛飛的山上，隨時給工作人員指令呢！她實在太辛苦了。」

但是，每當看到巴拉庫拉瓦各個醫院髒亂的情形時，她怎麼能鬆懈呢？南丁格爾再次領著護士們，大刀闊斧的進行整頓。

悄悄回國

1856 年 4 月，克里米亞戰爭終於落幕，5 月 30 日，俄國、英國、法國和土耳其正式簽訂了和平條約。

傷兵們都欣喜若狂，他們群集在醫院的走道上，嘶啞的喊：「這是真的嗎？我們真的可以回

家了嗎？喔，仁慈的上帝，我是多麼開心啊！」

6月底，南丁格爾決定先返回斯庫達里，結束前線的護士業務。臨行前，她來到巴拉庫拉瓦的小山上，徘徊在淒涼的荒冢間。想到這些長眠在青草下的年輕人，至死都惦記著家鄉的老父和妻女；又想到這兒還埋葬著千里迢迢、專程前來看護傷兵，卻為國犧牲的護士們，不禁黯然神傷。

她決定在那裡設置一個大理石製的十字架，在十字架的底座刻上《聖經》裡的話：「願上帝憐憫我們。」這是她貢獻給為國捐軀者的紀念物，後人稱之為「南丁格爾十字架」。

回到斯庫達里後，她親切的向每位護士道別，視情況需要為她們安排假期、尋找工作，或接濟金錢。而目送著最後一批患者

離去時，她又憶起那些必須長留在此地的英魂。

「我真是一位不稱職的母親啊！」

她苦澀的想:「從此，我要把他們留在這兒，孤寂的度過漫漫長夜。以後，有誰還會再記起這些無名英雄呢?」

克里米亞之戰，聯軍死亡人數高達二十五萬人，而這當中只有三分之一是在戰鬥中喪失了生命，另外三分之二都是因為感染疾病而去世的。

若不是因為南丁格爾的出現，以及她全心全意、不屈不撓的奉獻，還不知有多少其他士兵也會葬身於此呢！她不僅救治了士兵們的軀體和生命，更讓世人明白，所有士兵都具有令人尊敬的善良本質，只要以仁慈和公正的心對待他們，他們就會毫無保留的，以赤誠的忠心來回報。

更重要的，南丁格爾證明了乾淨與營養是痊癒過程中不可或缺的條件，也證明了看護工作是高尚而且極其重要的行業！

英國人民將南丁格爾視為國家的民族英雄，計劃著要盛大的歡迎她。

英國議會提案：「讓我們以軍艦迎接她回國吧！」

各個軍團也宣布：「我們的樂隊、儀隊均整裝待發⋯⋯」

民間團體更紛紛請求：「請她為我們做一場盛大的演說，可以嗎？」

但是，南丁格爾不要這些表面的虛榮，她將所有炫耀式的歡迎，都婉拒了，寧可靜待所有的激昂氣氛消散，才悄悄的乘民船回國。

於是，她和梅姑媽故意等到8月初時，化身為史密斯太太和小姐，悄悄的上了法國郵船，踏

上歸途。

「再見了！斯庫達里。」

「再見了！我的孩子們！」

她們穿著樸素的棉布衣裳，臉上罩著面紗，巧妙的躲過了各個報社的追尋。途經巴黎時，兩人才分手，南丁格爾隻身轉赴英國。

1856 年 8 月 7 日，這位大英帝國的女英雄，在一個鄉間的小火車站下了車，橫過寬廣的原野，歸向李·赫斯特那兒時的家園。

在南丁格爾家的客廳裡，威廉正微皺著眉頭，默默的抽著雪茄；法妮則心不在焉的做著針線。他們偶爾抬頭看看堆滿桌上的禮物和信件，想到全世界都在歌頌著寶貝女兒的功績，不由得驕傲的微笑著；但想到佛羅不知現在何處，又忍不住擔心起來。

法妮終於放下針線，嘆了一

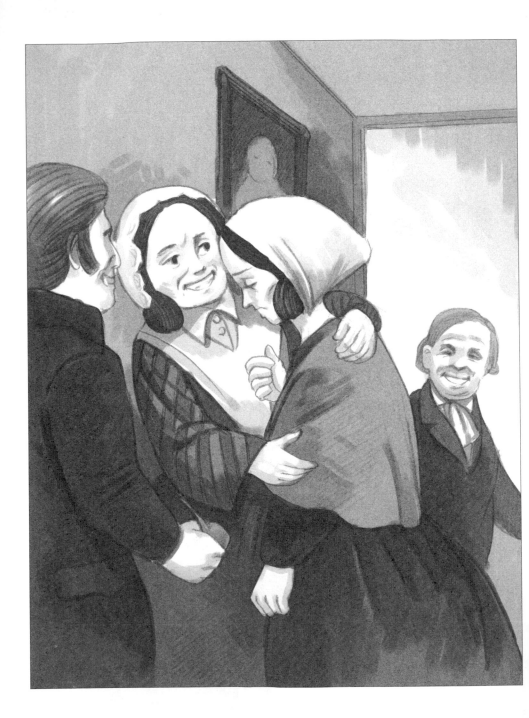

口氣說:「唉！佛羅到底在哪兒呢？她要是搭乘政府派去的軍艦,我也不必擔心了。」

這時,突然聽到守門的老管家,邊跑邊喊:「二小姐回來了！二小姐回來了！」

威廉一陣錯愕,站起身來;法妮也匆忙的丟下針線,往門口奔去。

「爸,媽！是我,我……」

南丁格爾還沒講完,就被母親一把攬入懷裡。

「佛羅,可把我想死了！」母親又高興、又心酸的哭著說:「看妳,怎麼被折磨成這個樣子呢?」

這年,南丁格爾三十六歲。她看來憂鬱疲憊,而且瘦削柔弱,殘酷的戰爭已在她身心烙下了不可磨滅的印痕。

此刻,她倦極的伏在母親懷裡,靜靜的享受著家園的溫暖。

7

戰後的活動

皇家委員會

　　當南丁格爾已經回國的消息傳出之後，親朋好友立刻爭先恐後的前來拜訪。家門口也天天擠滿了陌生的人群，他們交頭接耳，都想瞻仰「克里米亞天使」的真面目。各地的邀約更有如雪片般飛來，都想知道，她是否可以出席領獎、受邀演說、參加會議、或……？

　　「不！對不起！她真的無法前往。」

　　南丁格爾家推掉所有的邀約，因為南丁格爾實在太虛弱、太疲憊了。

　　戰地種種殘酷的景象還牢牢的盤踞在她腦海裡，驅之不去。她毫無胃口，看到食物就想嘔

吐；夜間則惡夢連連，常常在自己的尖叫聲中驚醒過來。

醫生囑咐她的家人：「目前，什麼事都別讓她做，她需要全天候的休息。」

芭希給朋友的信上也悲觀的說：「妹妹只怕是活不久了……。」

還好，在家人細心的照顧下，南丁格爾終於慢慢的復元，臉上又有了血色，往日的鬥志也慢慢的甦醒過來。

希德尼‧赫伯爵士等人為她募得的「南丁格爾基金」，有四萬英鎊左右——相當於今日約數百萬美元，她得用心籌劃，如何有效利用這筆捐款。

為了方便聯繫，她租下了倫敦巴林頓旅館的一間套房。

「不久的將來，我一定要實現我的心願，辦一所護士學校！但是，目前最重要的，是要先改善整個陸軍的衛生問題。」

　　她只要閉上眼睛，克里米亞戰地淒涼的荒墳，就浮現在眼前，不斷的提醒她，多少傷亡都起因於陸軍制度的腐化與疏忽。

　　「無論如何，我不能再讓悲劇重演了！」

　　這時，她剛好收到一個邀約。原來，維多利亞女王和阿爾伯特殿下正在蘇格蘭度假，邀請她見面，想要聽聽她在戰場上的所見所聞。

　　南丁格爾喜出望外的想:「上帝在暗中幫助我呢！我絕不能錯失這個機會。」

　　於是她興沖沖的趕去晉見，趁機把自己親眼所見，由於英國陸軍對戰場衛生環境的忽視，導致醫院髒亂、傳染疾病迅速擴散的情形，詳細稟告；又把握機會向女王和殿下指出前線醫院的弊病以及她的改革計畫。

　　女王被她的熱情和勇氣深深

感動，也對她的構想非常欣賞。

「不過，要實行這個方案，還是得徵求陸軍大臣潘米亞爵士的同意才好。」女王這樣想著，就對南丁格爾說：「這樣吧！潘米亞正好兩天後要到這兒來，我會安排你們兩人見面的。」

起初，南丁格爾並不抱多大希望，因為她曾經聽人家說過，潘米亞爵士做事喜歡拖延，總希望問題會自動消失。

出乎意料的，這次會面非常成功。首先，潘米亞爵士贊成興建一所陸軍醫學院，除了訓練技藝高超的外科醫師，還要灌輸他們手術前必須消毒等正確的衛生觀念。其次，他也同意南丁格爾所堅持的，成立一個調查克里米亞戰地設施的「皇家委員會」，徹底追查，為什麼戰地醫院會如此腐敗和髒亂，以作為將來改善的參考。

照理說，這是南丁格爾的提案，她應是當然委員。但是，在那個年代，女性連選舉權都沒有，根本不可能被指派這類重要的職務。於是，她商請赫伯爵士來擔任委員會的主席，也說服好友蘇德蘭醫生加入陣容，蘇德蘭是公共衛生專家，也是當年前往斯庫達里調查戰地醫院的一員。

南丁格爾在斯庫達里時，曾對陸軍的衛生狀況做過廣泛調查，現在她把所寫過的紀錄全部翻出來，就有關物資分配、人員調度及病房或廚房的改善等分門別類，編成了〈關於英國陸軍之健康、效能及醫院管理之記述〉的大冊論文。這份論文，厚達一千頁，還包含詳盡的統計資料與表格說明，成為調查委員會的最佳參考。

南丁格爾、赫伯爵士與蘇德蘭醫生三人，夜以繼日的努力工

作，終於在三個月後，完成了
「皇家委員會」的調查報告。他
們根據調查結果確立四個改革方
向：兵舍的衛生、陸軍統計局的
成立、陸軍醫學院的設立及醫院
管理制度。

1858 年 6 月內閣改選，赫伯
爵士接替潘米亞當上了陸軍大
臣，也因此更加速了四項改革運
動的推展。

護士之母

南丁格爾也是改革印度的先
驅。

1857 年印度發生叛亂時，她
即與赫伯爵士共同提案，促請英
國政府，改善印度駐軍的生活環
境。可是政府毫無反應，令她非
常不滿，就直接寫信給印度總督
康寧夫人，表示她願意隨時效
勞。

她還透過郵寄問卷，從駐印

度的英國士兵和官員們那兒，搜集各種報告和資料，並據此寫成長達兩千頁的論文：〈人們應如何在印度生活以避免死亡〉。這篇論文曾在幾年後的社會科學會議上被宣讀，揭發了英軍在印度髒亂的居住環境，包括不潔的飲水、爬滿跳蚤的床鋪、垃圾汙染的醫院等等，引起極大的回響。

　　1860 年，南丁格爾終於實現了創辦一所護士學校的心願，她使用「南丁格爾基金」在聖湯姆斯醫院，設立護士訓練所。6 月間，她先招募了二十四名學生，給予為期一年的訓練，再加三年的實習。訓練課程特別強調學生品行的重要，並致力於醫院衛生設備的改善。

　　「我一定要讓世人瞭解，擔任護士絕不是可恥的事情，而醫院也絕不是髒亂的世界！」

　　南丁格爾護士訓練所每天安

排聖湯姆斯醫院的醫生和資深護士來教課。另外設有圖書館，提供學生各種醫學方面的知識。學生每週需聽兩次牧師講道，絕對禁止單獨外出，課外若與男生交往，即退學處分；她們每天都得寫筆記，由南丁格爾親自檢查，給予批評、建議。

她以這樣嚴格的要求，訓練出一批注重清潔、個性溫柔、行為端正的護士。

但是，在課餘時間，她對這些護士們非常慈愛，常邀請她們來家中聚會、喝咖啡，送她們從恩布麗莊園直接運來的鮮花，詳細垂詢她們生活的景況。

首屆畢業生舉行的畢業典禮非常的隆重。護士們穿著褐色的制服，配戴潔白的帽子和圍裙，列隊走入禮堂。宣誓後，她們從護士長手中接過一盞油燈，象徵著黑暗中的一線光明，要把南丁

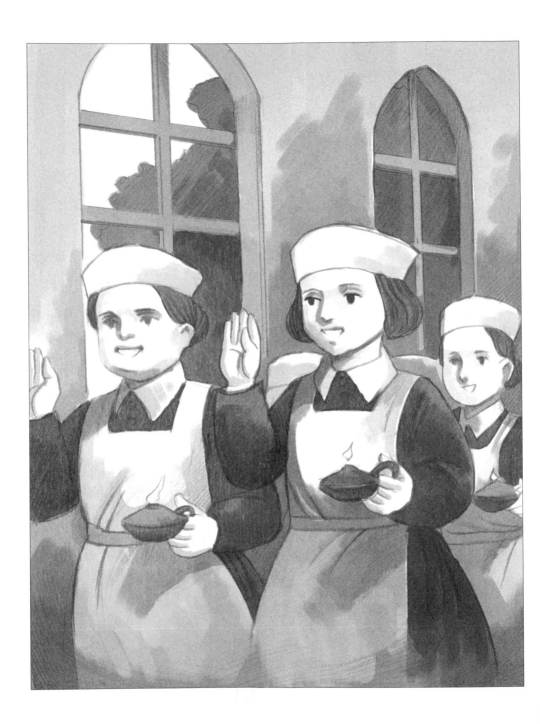

格爾的精神帶到社會上每一個角落去。

各地醫院都爭相聘請在這個訓練所受訓期滿的護士。於是，這個訓練所便推廣到英國其他都市，最後，甚至於英屬各殖民地、美國以及歐洲各國也都紛紛創辦了護士學校。

在那個年代，嬰兒的死亡率非常高，尤其在鄉下地方，都是由產婆接生。南丁格爾特地從「南丁格爾基金」撥出部分款項，開了一個助產士學校，提供六個月的訓練，教她們如何在尋常的住家環境裡，安全的接生。

對於窮人們的病痛，她也始終念念不忘。1861年，南丁格爾建議一位利物浦*的富有慈善家

威廉・拉士邦爵士，在當地設立學校來培養護士人才。拉士邦爵士就真的自掏腰包，創設了以南丁格爾精神為宗旨的護士學校。但是，利物浦有上千貧病交迫的人，住在類似收容所的貧民醫院裡，需要有經驗的護士來照顧，於是拉士邦爵士只好求助於南丁格爾。1865年，她派遣自己最得意的學生──阿格妮擔任護士長，率領十二名護士前往利物浦貧民醫院服務。

直到今日，世界各國的護士，都一致公認南丁格爾是護士的鼻祖。

我們一看到身穿白色醫護裝的護士小姐，就會想起偉大的南丁格爾。後人為了紀念她獻身於醫護工作所付出的愛心和努力，特別把她誕生的那天──5月12日──定為護士節。

16世紀時，義大利先後被法

國、西班牙和奧地利占領。義大利爭取獨立、統一的努力，從未間斷。1859年，義大利統一戰爭終於爆發。索爾斐利諾之役，是這次戰爭中最激烈的一戰。瑞士日內瓦出生的亨利・杜南偶然經過這兒，看見戰場上的傷兵無人照顧，即自動的擔任起護士的職務。而且，為了喚起全世界的注意，便寫了《索爾斐利諾之回憶》這本書。

書裡他坦誠的說：「我的成就完全要歸功於一位偉大的英國婦女，她就是佛羅倫斯・南丁格爾。」

他並呼籲世界各國應共同攜手，組織一個龐大的救護組織，以救護在戰場上的官兵。

1863年10月，歐洲十六個國家在日內瓦集會，成立紅十字會，以瑞士國旗相反的顏色（即白底紅十字）作為標幟。會中宣

布，將本著南丁格爾的博愛精神，不分種族、國別、宗教，將這種精神傳播至世界各角落，為人類解除痛苦。在會議中並決議，傷患士兵不論國籍，不分敵我，均應該一律給予救援；而醫院及從事看護工作者，應佩戴紅十字臂章，並被視為中立者，不予傷害。

雖然當時南丁格爾因病無法參加聚會，但誠如杜南所說，由於她的影響，才有今日的紅十字會，所以南丁格爾可說是「紅十字會之母」。

1864 年 8 月，日內瓦條約（又名紅十字條約）正式訂立，紅十字會的組織也漸漸遍及全球。

痛失良友

為了「皇家委員會」的改革活動，南丁格爾廢寢忘食的工作

著，幫助她的赫伯與蘇德蘭也跟隨她過著晝夜不分的日子。

這時，有一位追求者出現了，那是五十六歲的亨利·瓦尼爵士。他的夫人幾年前去世，留下了四個小孩。瓦尼爵士睿智英俊、高尚富有，而且熱心公益事業。他曾為窮苦的勞工建立村舍，還資助他們的小孩上學。他很欣賞南丁格爾，對她展開熱烈追求。但是，南丁格爾的心思全放在改革活動上，根本無法顧及感情，就毫不留情的拒絕了他的求婚。

「唉！佛羅怎麼還是這麼不懂事呢？瓦尼爵士是個理想的對象，她難道看不出來嗎？」威廉又惋惜又無奈的說。

法妮本來也難過的陪著嘆氣，但忽然有了主意:「哎，我們邀請瓦尼到恩布麗莊園小住吧？別忘了，芭希也還待字閨中喔！」

　　1858 年 6 月，芭希和瓦尼爵士果真結了婚，像童話般，從此過著幸福快樂的日子。瓦尼搖身一變，成了南丁格爾的姐夫，也成為她忠實的盟友，一輩子默默的從旁協助她。

　　南丁格爾很關心公立醫院的情況，經常到處參觀。後來，她把參觀的心得整理出來，出版了一本書，對醫院的設計、伙食的改善，以及護士的水準都有許多良好的建議，頗受好評。這本書使她成為國際有名的醫院設計專家，連葡萄牙的國王、荷蘭的女王及印度政府都來請教她呢！

　　1859 年，她又寫了一本《護理手冊》，強調家庭衛生的重要，提供家庭主婦基本的護理常識，教她們如何照顧嬰兒與無法行動的病人。這本活潑、生動的書，被譯成法文、義大利文、德文，大為暢銷。

1860 年 12 月，赫伯爵士的健康亮起紅燈，他患了嚴重的腎臟病。醫生們都規勸他，如果要保住性命，最好盡快回到鄉間靜養。

「但是，改革的事業怎麼辦？如果我現在撒手不管，佛羅倫斯的努力不都前功盡棄了嗎？我怎麼忍心這麼做呢？」

於是，赫伯爵士決定不動聲色，繼續為改革事業而奮鬥。

1861 年 6 月，他終至精力透支，再也撐不下去了，只好告假還鄉。當時，南丁格爾還以為他是推諉責任、臨陣脫逃，對他很不諒解。

不過，幾個禮拜後，赫伯爵士就與世長辭了，得年才五十一歲。臨終時，他一心懸念的仍是尚未完成的改革活動。

病榻上，他不斷的喃喃自語:「可憐的佛羅倫斯……可憐的

佛羅倫斯 …… 我們兩人的工作還沒有完成呢！」

南丁格爾聽到赫伯爵士的死訊時，大為震驚，更深深的感到內疚。

她抱著赫伯夫人痛哭流涕的說：「我怎麼如此疏忽，竟然看不出來，他已經時日無多了呢？」

她回憶著，自從十四年前，與布列士布里茲夫婦到羅馬旅行時，認識了赫伯爵士之後，他就一直不斷的幫助她、鼓勵她。當父母親都不諒解她的時候，是赫伯爵士溫暖的友誼給了她無窮的力量；而兩人為了改革活動，更是並肩作戰，成了最忠誠的摯友。

在她的生命裡，他曾經占著多麼重要的地位啊！

「以後，還有誰來引領我呢？」她心灰意冷的想。

赫伯爵士死後不久，她便搬

離了巴林頓旅館的房間，那兒存
留著太多屬於赫伯爵士的回憶，
令她觸景傷情，無法負荷。

六個月後，南丁格爾再度失
去一位強而有力的支持者——阿
爾伯特殿下，他在四十二歲的英
年染患傷寒症而去世了。女王從
此鬱悶不樂，也和南丁格爾一
樣，過著半隱居的生活。

晚　年

南丁格爾在四十歲以前，寫
過一萬三千封信，並出版兩百多
本書和論文，但之後她的步調就
放慢了。

1865 年秋天，她搬進了倫敦
的一幢小房子，養了滿屋子的小
貓和小鳥兒，希望能夠忘掉所有
不愉快的記憶。那段時間，朋友
們接到她的信件時，常看見信箋
上有貓兒的小腳印呢！

1868 年開始，她每年抽出幾

個月的時間待在恩布麗莊園或李‧赫斯特，陪伴父母親，閒暇時就閱讀莎士比亞＊的戲劇和珍‧奧斯汀＊的小說，享受難得的寧靜。

在這段期間裡，英國的醫藥界也起了微妙的變化，不少女性希望能夠躋身醫生的行列。 1874年，第一所女性醫學院終於在倫敦成立，為女性從醫鋪設了康莊大道。

同年 1 月 5 日，南丁格爾的父親以八十四歲高齡在恩布麗莊園去世；六年後，她的母親也與世長辭，兩人的遺體均被安葬在東威羅斯的家庭墓地。

這時候的南丁格爾已六十歲

放大鏡

＊莎士比亞　威廉‧莎士比亞（1564～1616 年）是歐洲文藝復興時期英國最偉大的劇作家和詩人。他共寫有 37 部戲劇，包括膾炙人口的《哈姆雷特》及《羅密歐與朱麗葉》等作品。

＊珍‧奧斯汀　1775～1817 年，是英國最受推崇的時尚小說家，她的小說屢次被改編成電影，如《傲慢與偏見》及《理性與感性》。

了，變得形單影隻，非常的落寞，於是姐姐芭希和瓦尼爵士位於克雷頓的官邸，便成了她唯一可以得到慰藉的地方。

克雷頓地處鄉間，那兒的勞動者，住在不衛生的環境裡，這種情景看在南丁格爾的眼中，又燃起她救助貧苦大眾的熱心。她常常抽出時間，不厭其煩的向勞動者的家庭，講解衛生的重要性與對健康的影響。

等到芭希和瓦尼爵士也在 1890 年和 1893 年相繼去世後，傷心而又孤單的南丁格爾決定回到倫敦定居。之後十年，遇到有關醫院、看護或衛生方面的問題時，她總是給予親切的指導或協助；對印度改革的問題，也仍然與政府官員保持通信聯絡。

1897 年為維多利亞女王即位六十週年紀念，英國特別舉辦維多利亞時代博覽會。會中，南丁

格爾的一座胸像和她在克里米亞時所乘的馬車，都被展覽出來。會場上還有一位老兵，淚漣漣的走到馬車跟前激動的親吻它呢！

1901 年，女王追隨阿爾伯特殿下而去，曾經輝煌的維多利亞時代黯淡的走入歷史。同一年，南丁格爾的眼睛開始看不清楚，慢慢的就失明了。從此，她只好催請祕書把報紙裡的新聞讀給她聽，而她要寫作或寫信時，也只好口述，再由祕書替她記下來。

1907 年，她接受了一個青藍二色的功德勛章，是英皇愛德華設立的。這一種勛章從來沒有賜給任何女性，南丁格爾成了有史以來第一位接受大勛位的婦人。

此時，她已經衰老不堪了，意識也開始模糊不清。

但是，她不止一次的交代：

「我死了以後，請你們把我埋在東威羅斯，好讓我陪伴我的父母

吧！記住，千萬不可舉行什麼熱鬧的葬禮喔！」

1910 年 8 月 13 日，南丁格爾在熟睡中安詳的辭世，悄然的離開這個世界。

她逝世的消息震驚了整個世界，英國政府原預備將她安葬在西敏寺*，與歷代君王及偉人葬在一起，但為了尊重她個人的意願，只好取消國葬的儀式，而改為簡單而隆重的方式，由六名軍官抬著她的靈柩，葬在她父母的墳墓所在地——東威羅斯。

南丁格爾畢生不愛虛榮，所以她的墓碑也遵照遺願，沒有讚頌的詞句，只簡單的寫著:「佛羅倫斯‧南丁格爾，1820 — 1910」。不過，送葬那天，在李‧赫斯特

放大鏡

*西敏寺　位於英國倫敦市中心，屬於哥德式的建築風格，美麗絕倫，是英國君王舉行登基儀式或安葬的地點，被列為世界文化遺產。

靜穆的家族墓地上，仍有全國各地趕來的送葬者，尤其是士兵和護士們，排著長長的隊伍，默默的表達他們虔敬的哀思。

為了紀念南丁格爾捨身奉獻的博愛精神，國際紅十字會決定創設「南丁格爾獎章」，獎勵那些對看護工作有特殊功勞的人。

受獎人的資格規定得很嚴格，得先由各國紅十字會推薦，再由國際紅十字會甄選委員會慎重審查。受獎人名單決定後，在南丁格爾誕辰日──5月12日護士節公布，敦請國家元首或紅十字會總裁頒獎。南丁格爾獎章的正面有手提油燈的南丁格爾像，背面則刻有受獎人名字，周圍用文字記載著:「宣揚博愛的精神，讓它傳播到世界各地。」

南丁格爾逝世時正好是九十高齡，而她的名字，未曾隨著時間的轉變而泯滅。直到今天，全

世界的人，都記得這位慈悲為懷的「白衣天使」，每次聽到她的名字，都不由自主的肅然起敬。

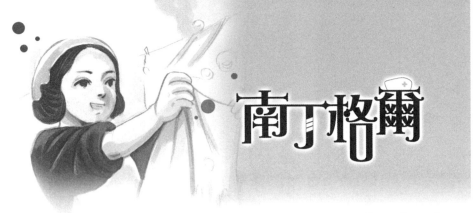

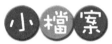

1820 年 5 月	12 日，誕生於義大利名城佛羅倫斯。
1832 年	父親親自教授數學、歷史和各國語言。
1837 年 2 月	7 日，受神的召喚，決心為人類做有意義的事情。
1837 年 9 月	南丁格爾一家人從英國出發，開始長期的歐洲旅行。
1838 年	南丁格爾一家人抵達瑞士日內瓦，拜訪義大利歷史學家希蒙第。
1839 年	結束歐洲旅行，回到英國。
1844 年	因賀爾博士之故，決定要更積極的為自己的工作做準備。
1847 年	與希德尼‧赫伯爵士夫婦相識。
1850 年	拜訪位在萊茵河畔的開塞威特醫院。
1851 年 7 月	成為開塞威特護士訓練所的一員。
1853 年 8 月	擔任「知識婦女療養所」的監督，正式展開護士生涯。

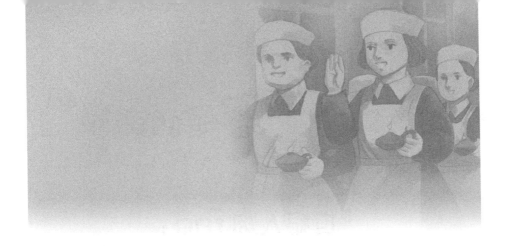

1854 年	俄國侵略土耳其，英法兩國派兵援助土耳其，著名的克里米亞戰爭就此揭開序幕。
1854 年 10 月	21 日，從倫敦出發前往斯庫達里。
1855 年 5 月	2 日，從斯庫達里出發前往克里米亞半島。
1856 年 4 月	克里米亞戰爭落幕。
1856 年 8 月	7 日，回到兒時家園。
1860 年	以「南丁格爾基金」在聖湯姆斯醫院設立護士訓練所。
1863 年 10 月	紅十字會於日內瓦成立。
1901 年	眼睛逐漸失明。
1910 年 8 月	13 日，逝世。

獻給孩子們的禮物

「世紀人物100」

訴說一百位中外人物的故事

是三民書局獻給孩子們最好的禮物！

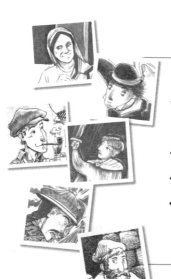

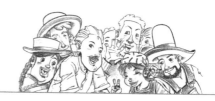

◆ 不刻意美化、神化傳主，使「世紀人物」更易於親近。

◆ 嚴謹考證史實，傳遞最正確的資訊。

◆ 文字親切活潑，貼近孩子們的語言。

◆ 突破傳統的創作角度切入，讓孩子們認識不一樣的「世紀人物」。

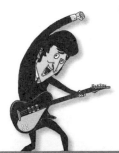

國家圖書館出版品預行編目資料

提燈天使：南丁格爾／廖秀菫著;卡圖工作室繪.－－
初版四刷.－－臺北市：三民，2016
　　面；　　公分.－－(兒童文學叢書／世紀人物100)

ISBN 978－957－14－4412－3　(平裝)

1.南丁格爾(Nightingale, Florence, 1820–1910)－傳
記－通俗作品

419.941　　　　　　　　　　　　　　　　94024010

©　提燈天使：南丁格爾

著 作 人	廖秀菫
主　　編	簡　宛
繪　者	卡圖工作室
發 行 人	劉振強
著作財產權人	三民書局股份有限公司
發 行 所	三民書局股份有限公司
	地址　臺北市復興北路386號
	電話　(02)25006600
	郵撥帳號　0009998-5
門 市 部	(復北店) 臺北市復興北路386號
	(重南店) 臺北市重慶南路一段61號
出版日期	初版一刷　2006年9月
	初版四刷　2016年1月修正
編　　號	S 781790

行政院新聞局登記證局版臺業字第○二○○號

有著作權‧不准侵害

ISBN　978-957-14-4412-3　(平裝)